講談社文庫

# 依存症の女たち

衿野未矢

目次

本書は文庫書き下ろしです

# I　ケータイ、長電話わが命

# ケータイに支配される女

## ケータイは合理的か

知人に「いとこの女子大生が、ライターか編集者になりたいと言っている。話を聞いてやってくれないか」とたのまれた。都内の、あまり名前を聞かない私立大学三年のエミさんだ。都心から一時間ほどかかる千葉の自宅から通学しているという。彼女から電話がかかってきて、私の仕事場の近くにあるホテルの喫茶室で会うことになった。

だが彼女からかかってきた「待ち合わせ場所と時間を決める」ための電話に、私はウンザリしてしまった。そのホテルは、一階と三階の両方に喫茶室がある。まちがえないように「喫茶室が二つあるから、気をつけてください。一階の、ロビーのすぐ前のほうです」と私が説明しているのに、エミさんはろくに聞かず「わからなかったら、ケータイに電話入れます」と言う。初対面の目印にと、私が自分の服装を説明しかけると「いいですよ、着いたら電話しますから」と、さえぎる。待ち合わせ時間さえ、こんな具合だ。

「その日は三時まで、新宿のカフェでバイトなんです。もし残業とかになったら遅れちゃいますんで、店を出るとき電話します。四時から四時半の間ぐらいで、お願いします」

エミさんは、ケータイのおかげで、合理的な待ち合わせができると思っているらしい。でも私の受け止めかたは逆だ。ケータイがなければ「三時半に一階のロビー前。目印は私の服装で」と打ち合わせておけばすむ。なのに、何度も電話を受けたり、時間をずらしたり、なんとめんどうなことだろう。

待ち合わせの当日。午前一一時に、エミさんから電話がかかってきた。

「今バイトなんですけど、家にケータイを忘れてきちゃったんです。バイトのあと、いったん家に帰ってとってくるから、六時か六時半ぐらいにしてもらえますか」

あたりまえのように言う。恐縮した様子はなく、おわびの言葉もない。断ろうかとも思ったが、いったい、どんな人か見てみたい気もする。私は「では六時半に、一階のフロント前で会いましょう。私の服装は、黄色の着物に紫色の帯ですから、声をかけてください」と言って、電話を切った。

六時二〇分。ホテルに向かう私のケータイが鳴った。エミさんだ。

「今、水道橋の駅に着いたんですけど。改札が二つありますよね。ホテルはどっち口ですか。駅から何分ですか」

駅のホームに案内板があるからさがしてくれと伝えて、電話を切った。六時二五分。また電話だ。

「今、ホテルの入口に着きました。一階でしたっけ?」

現れたエミさんは、意外にも、まじめそうな外見だった。黒い髪をきっちりまとめ、グレーに白のブラウスという、就職活動用のスーツにきちんと身を包んでいる。中肉中背で小麦色の肌、スッキリした一重まぶた。ていねいな薄いメーク。「お忙しいところ、すみません」と頭を下げてから、「これ、つまらないものですけど」と、箱入りのクッキーをさしだす。電話をとおして想像していたタイプとはちがい、とまどいをおぼえる。

**ケータイが踊り出すたびに話が中断**

しかし、喫茶室でむかいあってすわったとたん、エミさんは、ケータイをテーブルの上にガチャリと置いた。服装にくらべ、ケータイはおもいっきり派手だ。ピンク色のボディに、華やかなカラーの待ち受け画面。テレビゲームのキャラクター人形が三つと、手作りらしいアンティーク風のビーズの輪が二つ、じゃらじゃらっとついている。

私もケータイ電話を持ってきているが、着信音が鳴らないマナーモードにして、バッグの奥に入れてある。留守番電話やメールのチェックは、エミさんと別れてからするつもりだ。でも、エミさんは、私との会話を中断して、電話に出るつもりだろうか?

私は、エミさんがまず、時間をずらしたことをあやまるだろうと思っていた。でも、彼女は「ちゃんと連絡したんだから」と思っているからだろうか、それにはふれない。いきなり履歴書と、出版社に提出するエントリーシートをとりだして、私に見せようとする。私はそれを手で制して「往復二時間もかけてケータイをとりに帰るということは、このあと、何か用事があるんですか?」と聞いた。

「いいえ。このあとは、まっすぐ家に帰ります」

だったら、どうしてわざわざとりに帰るんだろう。

「だって、バイト中にも電話とかメールとか来るじゃないですか。一日ぶんためちゃって、いっぺんに返事するの、大変ですよ。すぐ返事しなくちゃならないのもあるし。来てたのはメール一〇コぐらい、電話はなかったです。ここに来る電車の中で、ずっと返事を打ってましたよ。メールの相手? 友だちですよ」

私は、履歴書とエントリーシートを広げて見た。なんだ、これは? ほとんど空欄で「趣味・食べ歩きと雑貨屋めぐり」ぐらいしか書いてない。

「どう書くのかわからなくって……」

彼女がそこまで言いかけたとき、エミさんのケータイがテーブルの上でブルブルと踊り出した。ピンクのライトも点滅し、着信したという合図だ。エミさんは、すばやく電話をとりあげ、画面を見つめた。相手を確認した結果、出なくてもいいと判断したらしい。ボタンを押してブルブルを止め、私に向き直った。

「だいじょうぶです。で、なんでしたっけ。あ、そうか、これ、書き方を教えてください」

そういうテクニックは、大学の就職課で聞くか、参考書を買って読んでくれと逃げた。ただ、長所の「好奇心が強い」が「好気心」になっていたので、誤字がありますよと指摘した。すると彼女は、ケータイのメール画面に「こうきしん」と打ち込んで漢字に変換してから「あっ、ほんとだ」と言った。

ライターか編集者になりたいのは、雑貨屋めぐりが好きだからだという。

「最近は就職のこととか気になってあんまり行ってないけど、前は、代官山とか青山とかをよくまわったの。おすすめの店を見つけて、友だちにメールで知らせたりしていた。もし出版社に入れなかったら、雑貨のショップで働いてみたいです」

それから三〇分ほど、エミさんの「編集者とライターのちがいは？」などの質問に私が答える間に、電話が三本、メールが四回。そのたびにエミさんは話を中断し相手を確認する。

エミさんにとって切実なテーマであるはずの「就職問題」は、なんども中断され、私の「応援してあげよう」という気持ちはゼロに近づいていく。それでも、彼女は「ケータイが優先されるべき」と、カンちがいしているようだ。

一度は、届いたメールを読んでから「あっ、これヤバイ。ちょっと返事しちゃいます」と言って、返信しはじめた。聞けば、明日のコンパのためにカラオケルームを予約しようとしている友だちが、部屋の大きさを決めるために、集まれる人数を確認したいと言ってきたのだという。

エミさんの親指が、ボタンの上をすばやく動く。それを見ながら、私は「エミさんは、ライターも編集者も向かないな」と思った。そう考えがまとまると、かえってスッキリする。人にいれこむクセのある私は、会った相手に「可能性がありそうだ」と思うと、つい、熱をいれて語ってしまう。相手は興奮して「絶対にがんばります！」と、その場では目をキラキラさせるが、お礼状がくればまだましで、音沙汰ないケースも多い。

## メアドは二〇〇人ぶん入っている

エミさんには、出版社の入社試験がたいへんだという話をして、遠回しに「あきらめたほうがいい」という方向で話をすすめた。例として、以前、ある大手出版社の作文の課題が、意表をつくものだったと彼女に話した。「それだけ柔軟な発想が要求される」ということを伝えたかったのだが、エミさんは「すごすぎですー」と大笑いしてからこう言った。

「その話、友だちに広めてもいいですか」

どうぞと答えると、エミさんは、ケータイをとりあげた。「友だちに広める」とは、その場でメールを送ることだったのだ。

すばやく動く親指を見つめながら「寝るときは、枕もとにケータイを置いてるんでしょう？」と聞いた。答えは「ええ」。往復二時間の通学時間は、メールのやりとりで終わる？

「そのとおりです」メールの友だちと、じっさいに会うことは？「あんまりないです。こっちも、メール用のキャラ作ってるし。会っちゃうと、ちがっちゃいますからねー」大学に友だちはいる？「ええ、いちおう。……趣味の合う人は少ないけど」マスコミで仕事をするには、人と人とのネットワークがとても大事なんだけど、人間関係を育てていく自信はある？

「ありますよ。私、けっこう友だち多いんです。メアドは一〇〇人……ううん、二〇〇人ぶんぐらい入ってます。友だちのサイトに出入りして、そこからまた別のサイトに行って……、ネットワーク広がるんですよね。ケータイって、ホントすごいです」

ケータイの電話代は、月に二万円ほどかかる。半年ほどで機種を替えたくなるから、そのたびに一万円ほどさらにかさむ。新聞、本、雑誌は読まない。就職活動を始めたら読むつもりだけど、今はお金も時間もないから。両親とも会社員で、高校生の弟がいる。

「両親はいつもそろって、うちで晩ご飯を食べるけれど、テレビはニュースとかドキュメンタリーとかしか見ないんで、サーッと食べて、自分の部屋にもどっちゃう。弟もそう。まいにち親がそろってるって、ウザイですよねー」

パソコンは、両親のがあるが、リビングに置いてあるので「使いにくいから、めったに見ない。ケータイですませちゃいます」。

私は、ケータイのおかげで、何を得ていると思うか聞いてみた。

「やっぱり、友だちですよね。そう、ネットワーク。中学や高校の友だちとも、わざわざ会うって重いけど、メールだと連絡とりやすい。会うときも、ケータイがあるから、絶対に会えるじゃないですか。こないだは、終電を調べられて助かったし。私の友だち、小説書いてるんですけど、メールはホント便利だって言ってましたよ。彼女は時間のあるときにどんどん続きを書いて、いろんな人に送ってるんです。『面白かった』ってメールが来ると、また続きを書く気になれるって。パソコンだと途中で挫折しちゃうんだけど。私も日記とか書いてみようかな。文章を書くのは苦手なんだけど、ライターとか編集者とかになりたいし、練習しないと……」

## ケータイはアタマを悪くする

エミさんは、ケータイのおかげで、さまざまなものを得ているという。ならばエミさんがケータイのせいで失っているものを、私がかわりに挙げてみよう。まずは「人とのネットワーク」。私は、彼女に会うのはもういやだなと思う。〝キャラを作って〟コミュニケーションする相手を「友だち」と呼ぶのも違和感がある。

そして「考える時間」。自分の将来にかかわる就職活動なのに、どこか他人事なのは「私は何をしたいのか?」と、つきつめて考える時間がないからにちがいない。なにかに興味や関心を抱いても、ケータイの着信音でコマ切れにされ、形を結ばない。「ケータイのためにバイトをしてるようなもの」と言っていたから、つまり、バイトに費やした時間も、ケータイのせいで失ったものの一つだ。

もっとも大きな問題は「アタマが悪くなる」。ケータイがあるからと、それに頼っていると、「駅から徒歩五分のホテルのフロント」という、わかりやすい待ち合わせさえ、スムーズに行う能力を失う。ケータイによる「友だちがたくさんいる」という幻想が、目の前にいる人物とのコミュニケーションをさまたげる。ケータイに支配され、好奇心も行動力も、社会性も育てる機会がないのに、本人は「ケータイのおかげで、私はそれらを得ることができた」と、思いこんでいる。

こうして私は、エミさんと別れた帰り道、頭の中でずっと彼女の批判を続けていた。でも、気持ちが落ち着いてくるにつれ、メールの着信音が鳴るたびに、ハッとした様子でケータイをとりあげる彼女の様子が目に浮かんできた。急いで相手を確かめ、必要があればすぐに返信しないとみんなに見捨てられてしまう、そんな不安がひそんでいるのではないか。彼女はケータイがなければ、友だちを作ることができず、「ネットワークが広い」という自信も持てない。二時間かけてもとりにいくエミさんは、ケータイに支配されているのだ。

人はアルコールや薬物だけではなく、買い物や、仕事にも依存することがある。アルコール依存症を表現するときに「お酒に飲まれている」という表現をするが、エミさんは「ケータイに使われている」。つまりケータイ依存症ではないだろうか。

そう気づいてみると、これまでエミさんを批判的な目でながめてきたことが、居心地悪く感じられてくる。なぜならば、私はかつて、買い物依存症におちいったことがある。買い物しすぎる自分が情けなく、悲しく、嫌いでたまらなかった。「私はなんて意志が弱く、考えの浅い、だらしない人間なんだろう」と、自己嫌悪のかたまりになっていた。

おもてに現れるものはちがっても、エミさんの心の底には、買い物依存症だった私と、共通するものがひそんでいるのかもしれない。

さて、あなた自身どうだろう？　食事の途中でメールが届いたとき、返事を打つのに夢中になり、食事がさめてしまったことはないか。それが「食事のマナーに反する」という感覚を失ってはいないか。

ケータイの着信音に敏感になりすぎて、夜中の迷惑メールの音にハッとめざめた瞬間に、ケータイをつかみ、相手を確認していたことはないか。映画館や病院を出たあと、あわてて電源をいれたことはないか。電源オフの間に電話がなかっただろうかと、不安になったことはないか。ケータイの料金のために、食費をけずったことはないか。

すぐに答えを出してくれるケータイは、「答えが出ない」という状況に耐えられない人間を作る。ケータイのせいで「不安」や「焦り」を感じるならば、それはケータイ依存症の第一歩である。

## 電話魔女が行く！

### 夜に四、五時間の電話

都内で両親と同居するヒナコさんは二五歳。自分専用の電話回線を持っている。「私って電話が趣味だから、ケータイで話してたら破産します」という。月々の電話代は五万をこえるそうだ。

ヒナコさんとの出会いは、彼女と同じ銀行に勤めていたことがある知人の男性が「ぼくの知ってる女性で、とてもしゃべり好きな人がいる。取材しやすいんじゃないか」と言ってくれたことだ。私の電話番号を彼女に知らせておく、そのうち電話がいくかもしれないと言われて待っていたら、その翌日にかかってきた。

彼女から電話がきたとき、取材させてもらうんだから、こっちが電話代を負担するという意味で「こちらからかけなおします」と申し出た。しかしヒナコさんは「いいですよ。どうせ電話代はいっぱいなんだから」と、そのまま話しはじめた。

ヒナコさんの話は、まわりくどい。というよりも、ほんの小さなできごとでも、その背景まで枝葉末節にこだわって、すべて話すという特徴があった。「銀行に就職した理由」を聞いたら、大学教員の父と、区役所の職員だった母が出会ったいきさつから語り起こした。私は内心で「この話は、いったいどこへ向かっているのだろうか?」と不安になったが、一〇分ほどたってから「両親が仲人をつとめた大学教授の息子が銀行員で、そのコネで入行した」ということが、やっと出てきた。

もし、彼女が自分の友だちならば、「いいから、結論を言ってよ」というところだが、二五歳で銀行に勤める女性が何を考え、どう生きていくのかを知りたい私には、かえって好都合だ。質問するのはやめ、彼女の語るにまかせた。

やがて話は、彼女の恋愛話になった。入行以来、ヒナコさんは、四人の男性とつきあってきた。全員が、同じ銀行の人だ。今も「前は同じ支店で、今は異動になった人」とつきあっている。

恋人とのデートで、どんな出来事があり、自分は何を思ったか。その思いが、二人の将来にどう影響を与えるか。結婚について、自分はどう考え、彼はどう言っているか。さらには、彼がそういう考えを持つに至った理由を説明するために、彼の上司の性格を語り、昔つきあった恋人たちと、現在の彼との比較、「当時はわからなかったけど、今になって思い当たった破局の理由」などを、彼女は詳細に語る。

情報の洪水に、さすがに疲れを感じた。受話器を肩と耳ではさんで、あいづちを打ちながら、メモをとったり、お茶を飲んだり、テレビのサッカー中継に目をやったりして、気を抜く。ただ、ヒナコさんは、会話の途中で「あの映画は見ましたか？」とか「そのとき、彼はなんて言ったと思います？」など、こちらがちゃんと聞いているかどうかを確認するような質問を投げかけてくるので、油断はできない。

一時間で、私の限界がきた。「長くなって申しわけないので、そろそろ」と切り出すと、ヒナコさんはこう答えた。

「でもエリノさんと話さなかったら、どうせ別の人と話すんですから。私、電話が趣味なんですよ。夜はずーっと電話してます。四、五時間ぐらい」

私は以前にも、「長電話依存症」と呼ぶべき状態にある女性を取材したことがある。彼女は長電話のせいで、友だちに嫌われ、孤独を深め、さびしさから、さらに電話にすがりついていた。そのときの取材で「電話は相手をつなぎとめておきたい、つながっていたいという気持ちのあらわれ」という専門家の意見を聞いた。電話をかける相手がいなくなり、ボランティア団体の電話相談にかけまくる人、企業のクレーム窓口にえんえんと語りつづける人もいるのを知った。

ヒナコさんがそういう状態ならば、また別の興味がわいてくる。

かつて取材した、電話依存症のケースを重ね合わせながら、ヒナコさんと電話とのつきあいかたを聞いた。以下、ヒナコさんの三時間半におよぶ話を、私なりにまとめてみよう。

## 「かんじんな話」とは恋愛

ヒナコさんは、渋谷区内の自宅に、両親といっしょに住んでいる。勤め先の銀行から帰り、夕食をすませると、自室にもどり、すぐ電話をかけはじめるそうだ。

相手は、ヒナコさんが〝電話友だち〟と呼ぶ七、八人の女性たちだ。高校や大学の同級生、ヒナコさんが勤める銀行をすでに退職した人、趣味で通った英会話教室やハワイのレストランで知り合った日本人など。毎日一人か二人ずつかけていくと、ちょうど一週間がおわる人数だという。

話題はとりとめがなく、テレビの話、料理の話、最近買った服のことなど、コードレスの子機を耳と肩ではさみ、マニキュアを塗り直したり、明日の出勤服をそろえたり、雑誌をめくったりしながら、最低一時間は話す。ヒナコさんは「だらだら話してるけど、かんじんな話は、きちんとしますよ。雑誌も閉じて、ベッドにきちんとすわったりして」。ちなみに「かんじんな話」とは恋愛だという。

その電話がおわると、前の晩や昼間のうちに「そうだ、あの人に電話してみよう」と思い出した古い知り合いや、一度会っただけで忘れていた友だちの友だちなど、以前につきあっていた恋人との共通の友だちにも、「別れてから一年たったから、そろそろいいだろう」という判断で「どうしてますか？」とかけてみたりする。

そうした相手と話し続けるうちに、一二時を過ぎてしまう。電話をしていいかどうか迷う時間帯に登場するのが、五つ上で専業主婦の姉だ。姉の夫は私立大学工学部の講師で、毎朝五時に起きて犬の散歩に出るから、一一時ごろには寝てしまう。夫と子供を寝かしつけ、ホッとしたところで、ヒナコさんの電話にじっくりつきあってくれる。

子供のころの思い出はとくに熱が入り、三時間ぶっとおしで話し続けたこともあるという。

ただ、姉の場合は「私の話を聞くより、自分の話を聞いてほしい人なの。話の切れ目がなくて、どんどん、どんどんどんしゃべられちゃうの」。だから姉との電話を切っても、まだ物足りないが、もう深夜の一時や二時だ。そんなときや、姉との話に飽きたとき、最後の手段として登場するのが「兄の奥さん」だ。

兄は企業の研究所に勤めていて、今はドイツに留学中。子供はおらず、義姉は結婚前から、パソコンのシステム・エンジニアだ。自宅で仕事をしており、昼過ぎに起きて、明け方までパソコンに向かうため、三〇分から一時間ぐらいなら、電話につきあってくれる。

義姉との会話が終わるのは、二時から三時。さすがに、それから電話できる相手はいない。しかたなく、お風呂に入ったり、ぼんやりテレビをつけたりして、今までの会話を思い出す。なにしろ、五時間ほども電話をしつづけたのだから、混乱してくる。だれにどの話をして、だれからは何を聞いたか、頭を整理するうちに、やっと眠気がさして、三時すぎにべッドに入る。

しかし、あかりを消してからも「あの話をし忘れた」と気になって、メールで補足したり、「年賀状のやりとりもとだえちゃったA子さんは、どうしているかな」と、古い年賀状のファイルをとりだしたりで、明け方まで起きていることもあるという。

## 三つの受話器を使い分けて

電話の受話器は三つある。ファックスと兼用の電話についているのと、付属の子機と、親機につないだべつの電話だ。「長く使ってると、熱くなっちゃうから、かわりばんこに使うんですよ」

メールやチャットはどうかというと「話すのと、文章にするのとはちがうから。やっぱり、私のナマの言葉を聞いてもらいたい」。テレクラは「考えたこともない。ぜんぜん知らない人に、私をわかってもらう必要はないですよね。私のことを『どうしてるかな？』って、心配してくれる人でないと。ホンネで、真剣に話すんだから、相手はだれでもいいってわけにいきませんよ」。

ヒナコさんの言葉には「わかってもらいたい」「話したい」「聞いてもらいたい」が、たびたび登場する。

「電話が長くなっちゃうのは、しかたないと思うんです。私のうわべだけじゃなくて、ホンネをしっかりわかってもらいたいんです。今の彼と結婚したいかっていうとノーなんですけど、前の彼の話とか、支店の雰囲気とか、そこから説明しないと、なんでノーなのか、わからないじゃないですか。『ノー』って簡単に言っちゃわないで、ちゃんと話して、私の気持ちをわかってもらいたいと思うんです。いっぱい話しても、三日ぐらいすれば、人間の気持ちは、毎日やっぱり変わっていくでしょう。三日ぶんの変化をちゃんと話したい」

それはだれだって、他人に自分のことをきちんと理解してもらいたいと思う。「ノー」にたどりつくまでの葛藤のプロセスを、語りたい気持ちもわかる。しかし、そこまでの理解を求めるのは、他人に対して期待しすぎではないか。

私は「電話の相手の人たちは、話をちゃんと聞いて、わかってくれるんですか」と聞いてみた。

「だと思います。うーん、でも、ナガラ聞きかな。テレビの音がしてたり、トイレ流してる音とか聞こえたことあるし……。でもいいんです。聞いてもらえば。相手の人の話ですか？みんな、けっこうガードかたくって、ホンネは言いませんね。キレイごとばっかりだから、適当に聞いてます。……それに、電話代は私が払うんだし」

私は、冗談めかして「電話代を払うんだから、こっちに話す権利があるってこと？」と聞いた。ヒナコさんは、同意するようにクスッと笑い声をたてた。

## 「もうじきエスカレーターの終わりが来る」

それにしても、ヒナコさんは銀行の窓口業務についている。寝不足の状態で、お金を扱う仕事をして大丈夫なのだろうか。

「自分で判断するとか、頭を使って考えるとかっていう仕事じゃない。機械になりきってるから平気です。よく思うんですけど、エスカレーターに乗ってるのと同じです。自分で動かなくても、どんどん前に進むんです。何も考えずに、目の前のことを、機械になりきって処理してればいいんですよ」

そう説明してから、ヒナコさんは、しばらく口をつぐんだ。今までとぎれなく話してきただけに、沈黙には意味がありそうだと考えさせられる。ほんの数秒で、ヒナコさんはまた話しはじめた。

「銀行に勤めるってことも、エスカレーターに乗るのとおんなじですね。何もしなくても進んでいくけど、必ず終わりが来るんですよね。降りて歩かなくちゃならない……。結婚すればいいんですけど、銀行の人って、あんまりいい家庭を作ってないような気がする。自分も夫といっしょになって銀行のために尽くさなくちゃならないみたいなところもある」

彼女が勤める銀行の話を、べつの人から聞いたことがある。女性は三〇歳をすぎると、制服が支給されなくなり、裏方にまわされるという。ある銀行では、二八、二九歳になると、自宅からはなれた支店に異動になり、二時間、三時間の通勤をしいられる。二一歳と二九歳の仕事内容は同じだが、お給料は年齢にスライドしてあがっていく。銀行の側としては、適当な年齢で、エスカレーターを降りてもらわないと人件費がかさんでしまうのだ。

「エスカレーターが終わったあとを、いろいろ考えてますが、答えが出ない。自分がどうしたいかわからない。結婚、転職、どれもしっくりこない。やりたいことって、べつにない。電話で話しながら、その答えをさがしているのかもしれない。話してるうちに『あのとき、私は本当はこう思ってたんだな』とピカッとひらめくことがある。そんな発見はすごく大事だと思う」

ヒナコさんの「もうじきエスカレーターの終わりが来る」には実感がこもっている。もともと「一定の年齢になれば結婚退職するだろう」という発想で作られていたエスカレーターなのだ。次の「結婚」というエスカレーターに乗れないならば、別の道をすすまなくてはならない。不安や焦りがあるのは当然だ。

これからの人生設計を考える機会は必要だ。しかし、彼女が現実にすすめているのは、電話を通じた自分語りだけ。はたして、答えは出るのだろうか。私は「自分さがしをしたいなら、電話だけではなくて、じっさい会って話したらどうですか。声だけとちがって、またちがう発想が生まれるかもしれませんよ。たとえば私と、お茶でも飲みませんか」と言ってみた。

ヒナコさんは、しばらく考えてから「声だけのほうがお互い楽だから、やっぱりやめておきます」という。その理由を要約すると、以下のようになる。

「じっさいに会うと、会話以外のことに気を配らなくてはならず、疲れる。コーヒー代をどちらがもつか、ケーキはたのむかたのまないか、どちらにとって便利な場所で会うか。くだらないことを言っても『バカバカしい』という顔をしないように気をつけたり、熱心に聞いているふりをしたりと、表情にも気を使わされる」

自分にとって、もっとも居心地のいい部屋の中から動かないまま、相手を電話で束縛し、「私を理解して」とすがる。私は、ヒナコさんの依頼心の強さを感じた。後にも述べるが、依頼心の強さは、依存症におちいりやすいタイプの特徴の一つである。また、先に紹介したエミさんにも共通するが、電話という、すぐに返事がもらえる道具に依存するのは「一刻も早く答えが知りたい」という焦りのあらわれだ。そういった衝動性もまた、依存症の特徴だ。

ヒナコさんは、職場の断りきれない宴会に顔を出すのと、週一回のフラワーアレンジメント教室以外は、自宅に直行して電話を手にする。姉は車で二〇分の場所に住んでいるが、電話でしょっちゅう話すせいで、特に会いたいとは思わず、一年に一回、会うかどうかだという。

## 電話魔から逃れて

あとで、彼女を紹介してくれた男性に「電話で三時間半も話した」と言ったら、こんな答えがかえってきた。

「そういえば電話魔だって聞いたことがある。女の子が、彼女には自宅の電話を教えたくないって言ってたな」

ヒナコさんも「留守録になってる人も多くて、相手さがしがけっこうたいへん」と笑っていた。彼女の「わかってもらいたい」という他人への依頼心は、結局は「電話の長い迷惑な人」という、彼女の期待とはかけはなれたイメージを作り上げている。その後、私のもとには三回、彼女から電話があった。

「何度か電話したけど、いつもお留守ですね」という。彼女には自宅の電話番号ではなく、仕事場のほうを教えてある。仕事場で夜をすごすのは、仕事がつまっている時だから、ゆっくり話を聞いていられない。三回とも、「ごめんなさい、今、本当に手がはなせなくて」とことわるしかなかった。電話はとだえ、私は正直なところ「電話仲間」に組み込まれなかったことにホッとしてもいる。

# II　恋愛・セックス・不倫に走る

# 片思いの男に陶酔する二〇歳

## 親の離婚に負けたくない

ツキコさんは、県立大学の教育学部を休学中だ。理由は「三年生からは教員採用試験の勉強に集中したい。その間はアルバイトしなくてすむように、いま働いてお金をためている」。両親は、彼女が高校三年になる直前の三月に離婚したそうだ。

「お父さんからお金が来るけど。離婚前だって、べつに金持ちじゃなかったですしね。バイトしないとやってけないですよ。月に一〇万円の貯金をノルマにしてます。母にはたよれない……っていうか、たよりたくないんです。できれば、一人暮らししようと思ってるんです。勉強に専念したいからって言えば、反対されないだろうし……」

大手建設会社の技術者である父は、帰りもおそく、夕食はいつも母と弟の三人だった。母は公立高校の事務職員を結婚前から続けている。両親に会話はなかったが「こんなものかな」と気にしていなかった。両親の仲が、そこまで悪化しているとは思っていなかった。

母から「私とお父さん、どっちと一緒にいたい？」と聞かれたが「そんなこと、子供にわかるわけないじゃん。親の責任で結論を出してよ」と言い返した。結局、月数万のローンが残ったマンションを、父が一人で出ていった。父からは、離婚についての話は一度もないままだった。

ツキコさんは、両親の離婚に今も腹をたてている。時期も悪かった。

「高三になるとこなんですよ。受験前なのに、ヒドい話でしょう? ふつう、受験が終わるまで待つとか、するじゃないですかー」

彼女は身長一五五センチの私よりさらに小柄で、目がくりくりっと丸く、よく動く。言葉がタッタッタッと飛び出してくるような早口だ。話に熱が入ると、口をとがらせて、腕をふりまわす癖があり、自分の感情を内にこもらせることなく、思ったままを、ストレートに口にしているように感じられる。

そして、意志の強いがんばり屋さんであるようだ。離婚の問題に胸を痛めながらも「親の都合に負けたくない」と、受験勉強に拍車をかけた。もとは私立志望だったのに、一ランク高い県立大学に目標をさだめ、合格した。「小学校のころから先生にあこがれていたんで」と、教育学部を選んだ。

### 母への厳しい態度

ツキコさんと出会ったのは、あるイベント会場だ。ふとしたことで会話をかわしたとき、彼女の口から、母を責める言葉が出てきたのが気になった。

「離婚がお母さんのせいとまではいわないけど、お父さんは、遅くに帰ってきて、ゴハンもなくてかわいそうだった。今も、よく洗たく物がたまってる。シャンプーとか、ラップとか、よくモノを切らしてる。トイレットペーパーが切れていると悲惨ですよ。私、駅で消費者金融のティッシュを配っていると、必ずもらいますもん」

会社人間の父へは、かまってもらえなかったという不満よりも「仕事をがんばっている人」と認めているようだ。

しかし、母には「もっとちゃんと主婦をやってほしい。離婚したのに、ぜんぜん反省してない!」と、きびしい評価をくだす。

私は、ツキコさんの評価がせつなかった。お母さんは、フルタイムで働いているのだ。洗たく物がたまっているなら、ツキコさんがやればいい。トイレットペーパーを買い置きしていないという言葉にも、それは「一人暮らししたことのない人の傲慢」だと思う。

かくいう私も、大学に入って一人暮らしを始めたとき、トイレットペーパーがトイレに生えてくるものではなく、自分で買いにいくものだと気づいてビックリしたものだ。そして、トイレットペーパーとシャンプーとラップを買ったら、帰りの荷物がとても重いことも、はじめて気づいた。

私は「だって、仕事と家事を両方やるってキツイと思う。お母さんの職場には、男の人もいるんでしょ？　お母さんは、その人と同じ仕事をした上に、家事までするんだから。洗たくぐらい、あなたがやってもいいんじゃない？」と言ってみた。

ツキコさんは「あ、そうですよね。でも、弟のパンツとかさわりたくないし……。お母さんも、手伝ってくれとか言わないですよ。ちゃんと勉強してくれればいいって感じで」と答える。

唐突な離婚で受けたショックを「お母さんのせい」とすりかえて、なんとかやわらげようとしているようにも見える。休学していることは母に告げていない。卒業が一年ずれるから、いずれわかるが、怒られない自信があるという。

「休学してるのは、お金のためだけじゃなくて、迷ってるから。受験のとき、チラッと迷ってたんですよ。教育学部じゃなくて、べつの学部にいこうかなって。でもほら、離婚があったでしょう。考える余裕がなかったんですよ。そういう話をすれば、お母さん、言い返せないでしょう」

## 一人の男をみつめて

ツキコさんのぽんぽんはずむ言葉は、内容は重いが、湿り気がなく楽しくさえある。私から申し出て、日をあらためて会う約束をした。渋谷区役所前で待ち合わせた彼女は、クラバー風のファッションだった。はっきり言って似合わない。

ウエスタン調のごつい革ブーツが、足を短く見せている。古着らしいサイケデリック柄のプリントシャツと、大きくカールさせた茶色いロングヘアは、童顔で濃いめの顔立ちをやぼったく見せてしまう。

パスタとサラダで軽い夕食をとりながら、冒頭で紹介した話を聞いた。そのあと彼女は「これから行く店があるんですけど、いっしょに行きますか?」という。取材のお礼のつもりで私が食事代を払うのを、当然だという表情で、お礼も言わなかった彼女だから、その店の支払いを期待されているのかもしれない。

連れていかれたのは、渋谷のクラブだった。重い電子音のテクノミュージックがひびいてくる入口で、私はすこしためらった。年齢だけではなく、なにしろ、私は和服である。雰囲気から浮き上がるのは確実だ。しかし、ツキコさんは「スーツのおじさんとかも来てるし、大丈夫ですよ」という。知り合いが経営しているクラブなら、この服装で行ったことがある。私は勇気を出して、ツキコさんについていった。

入ってみると、中は意外に広く、たしかにスーツ姿もいた。むしろ、浮いて見えたのはツキコさんのほうである。お客の大半と同世代で、服装も似ているから、その「似合わなさ」が強調されてしまうのだ。店の中で注目を集めている女の子たちの一団が、高いスツールにひょいっと軽く腰かけるのに、ツキコさんは「よいしょっ」と声を出して、腰をあげなくてはならない。

私たちは一杯七〇〇円の赤ワインをたのんだ。飲み物とひきかえの支払いは、もちろん私がする。カウンターにすわってすぐ、店内を見回した彼女は「あ、いた」とつぶやき、一人の人物にじっと目をすえた。彼女の視線を追うと、三人の男性グループに行き着いた。女の子二人をまじえ、談笑している。知り合いかと聞くと「ううん。好きな人」。どの男性かわからないが、いかにもクラブに出入りしている風の外見がそろっている。

「もしかして、片思いしてるとか?」

ツキコさんは、私のほうを向いて「そう」と小声でささやいた。それを皮切りに、こんな話をしてくれた。

## 八王子の大学まで出かける

アルバイト先の友だちに連れてこられたこのクラブで、ツキコさんは彼に一目ぼれした。働きはじめてすぐだというから、この春、今から五ヵ月ほど前のことだろう。そのときの彼は、カウンターに入ってお酒を出していた。深夜になるとＤＪブースに入ってＣＤを選んでいた。

「スタッフなんだーと思って、次の日に、思い切って来てみたの。うん、一人で。そしたら、カウンターに入ってなくて、お客だった」

常連のような、不定期のスタッフのような存在らしい。以来、ツキコさんは、アルバイトの帰りに、週に一、二度、このクラブに一人でやってくるという。名前も知らない彼の顔を見るために、一人でクラブに通うとは。むかしの少女漫画みたいな〝乙女ちっく〟だなあ、と思う。しかし、ツキコさんの話の続きを聞いて、私はびっくりした。

「友だちと話してるのを聞いて、大学がわかったから、会いにいってみたの。二時間ぐらい待ってたら、来たんですよー。こっそり教室までついていっちゃった。ラッキーでしたよー。そのあと、五回ぐらい、ずっと会えなかったもん。今は、出てる授業の日に行くから、半々で会えるけど」

なんと、彼の大学まで出かけていって、待ちぶせしているのだ。

「大学、遠いんですよ。八王子！　バイト休まないと行けないの。週一回が限度。やっぱこういうとこで見るよりいいし、同じ学生だなって安心できるし、もっといっぱい行きたいんですけどね。根性ないんで」

いたずらっぽい表情になって、ケータイ電話の画面を私に見せた。

「とるの苦労したんですよ」

待ち受け画面が、男性の写真になっている。彼なんだろう。こっそりとったものらしく、斜めの顔しかうつっていない。ツキコさんの執着が、心配になってくる。私は言葉を選びながら「わざわざ八王子まで行くぐらいなら、現実の彼に話しかけてみたら？」と言ってみた。

「見てるだけのほうがいいですよ。恋愛って、いいとこも悪いとこも見せなくちゃならないじゃないですか。将来のこととか迷ってるときだし、そこまでする余裕ないんです。勝手に見てるだけで、迷惑かけてるわけじゃないし、もうすこしがんばってみますよ」

もうすこしがんばるとは、どんなことをするんだろうか。

「いっしょうけんめい待つ！　校門でじーっと待つって、けっこうたいへんですよ。この店にもがんばって来てるし。服とかも研究して」

私たちの数メートル先で、ゆらゆらと踊っている彼が、今までの会話を聞いたら、ゾーッとするにちがいない。でも、ツキコさんには「恋をしている」という大義名分がある。異常とも見える行動さえ、彼女には「私は、こんなにも彼を愛している」と語る、ほこらしいエピソードなのだ。

## 本当に求めているのは不安からの解放

私は二〇代のはじめの数年間、少女漫画誌の編集者をしていた。私が手がけた漫画には、ツキコさんと同じように「じっと彼を待つ」という主人公が、たびたび登場した。恋の勝利者になるのは、自信をもってアタックするクラス一の美少女ではなく「見返りを求めず、純粋に、ただ想っているだけ」の平凡な少女だ。

同時に担当していたレディースコミックでも、「愛がすべて」と断言する主人公が、愛や結婚をかちとった。しかし、たんねんに読み解いていけば、主人公が本当に求めていたものは、愛や結婚ではなく、実は安定や生きがいや、平凡な生活からの脱出を求めていたことがわかる。

もしもツキコさんが、彼に対して「どうして気づいてくれないの？」と怒りを感じたり、「私は彼とつきあっている」という妄想を持ったりしたら、事態は深刻化する。頭の中で作りあげた恋愛ドラマの中で活躍する彼と、登場人物だという自覚はもちろんない現実の彼との距離が、どんどん広がっていく。その距離を一挙に縮めようとして、極端な行動に出かねない。

ただ、彼女が執着している対象は、彼であって彼でないことを、ツキコさんも多少は自覚しているようだった。わざわざ八王子まで出かけていく理由を、ツキコさんはこう語ってくれた。

「八王子に向かってると、なんかホッとするんですよね。先生になるため休学してるのに、もしかしたら、『やっぱり先生にはならない』って答えが出るかもしれない。そうなったら、じゃあ、なんで休学したのか、ってことになる。就職にも不利だと思う」

あいまいな状態に苦しむのが、「親のせいだと思うとくやしいから、思わないようにしている」が、母と二人で向き合っていると、責めたくなってしまう。乱雑で食事もできてない家に帰ると「だから離婚されたんだ」と言いたくなる。

でも、それを口にしたら、「うちのお母さん、すっごく口がうまいんですよ。私はすぐ言い負かされちゃう」。いわば母の返り討ちにあい、「傷つくのは私のほうなんです。この店とか八王子にいれば、親に会わないですみますよね」。

ツキコさんが、本当に求めているのは、彼の愛ではない。親との葛藤、休学という選択への不安からの解放だ。

彼女がもうすぐ始めるという一人暮らしは、葛藤や不安に、一つの区切りをつけてくれるかもしれない。トイレットペーパーの重さや、疲れて帰ってきたときの食事作りのしんどさを知れば、母へのきびしい評価もやわらぐだろう。

彼を追いかけるエネルギーが、現実の「進路の選択」や「親ばなれ」にふりむけられるのを祈りながら、ときどき、彼女に電話をかけて様子を聞こうと、私は心に決めた。

## 恋愛に憑かれるとき

### 上京した恋人と同居

ツキコさんに限らず、恋愛に依存する女性たちは、恋愛という名前のついたべつの行為に依存しているケースが多いのではないか。

二〇代の大半を「オトコと引っ越しで終わらせちゃった」というミドリさんの場合は、「私はだれかに必要とされている」という自負だったという。かつての恋人たちとのことを「好きだったというより、責任感のほうが強かった」とふりかえる。彼女のてきぱきした口調と、スッキリした目鼻立ちは、いかにも頭が切れそうだ。

三重県のA市で、公務員の父、主婦のかたわらパートタイマーで仕事をしていた母、三つ上の兄のもとで育ったミドリさんは、地元の高校から短大に進んだ。が、やはり地元の大学に進んだ兄が、就職も地元の企業に決めて、両親との同居を続ける意志を見せたことで「じゃあ私は、自分なりの道をすすんでもだいじょうぶかな」と思い、東京の四年制大学の編入試験を受け、合格した。

半年後。都内で一人暮らしを始めたミドリさんは、じつは一人ではなかった。両親にはないしょにしていたが、短大時代の恋人も、ミドリさんといっしょに上京したのだ。兄の地元での就職に喜んでいた両親が、あっさり費用を出してくれた杉並区内の2DKのアパートで、恋人との同居が始まった。

彼は高校を卒業後、建築関係の仕事についていた。地元でナンパの名所といわれる場所に、ミドリさんが友だちといっしょにドライブにいき、声をかけてきた二人連れのうちの一人が彼だった。

仕事は、ミドリさんによると「ニクローですよ」。肉体労働をするなら、東京のほうが給料もいいからと、彼は「オレも東京に行くよ」と言った。ミドリさんは、はじめての東京で、しかも中途入学という不安を、いくぶんかでもやわらげてもらえると思い、彼の上京を歓迎した。

もっとも同居とまでは思っておらず、彼が就職のメドをつけ、住まいも別にするんだと考えていたそうだ。

「仕事が見つかるまで、ちょっといさせてよ」

そう言っていた彼は、ミドリさんが大学を卒業し、大手メーカーの経理部に勤めてもまだ部屋にいた。家賃や生活費は「半分こ」と言ってたはずが、家賃も、生活費もすべてミドリさんが出した。

「彼はたまにバイトするぐらい。私の親の仕送りで、二人食べてたんですよ」

それでも学生時代は、二人で東京のあちこちに出かけてみたり、仕送りがふりこまれるまでの二日間を、食パンだけで過ごしたりするのが楽しかった。

**頼られてる自分がうれしい**

しかし、就職すると、会社に着ていく服やバッグにお金がかかり、彼の生活費は大きな負担になった。長く勤めたいと思っているから、社内のつきあいにも力を入れたい。大学で知り合った学生たちは、彼と似たような生活をしているように見えたが、社会で出会う男性たちと比較すると、だらしなさが目についてしまう。二人で楽しくすごす時間は減り、ミドリさんが批判めいた言葉を口にする回数は増えた。

そんな変化の中で、彼は、お酒をたくさん飲むようになっていった。ほとんど飲めないミドリさんとちがい、彼はお酒が強かった。

会社から帰って来てみると、まだ八時ぐらいなのに、もう酔い潰れて寝ていることがある。飲み屋さんの店員さんといっしょに帰ってきて、「この人に五〇〇〇円払って」ということもある。そのたびに「出ていってほしい」と強く思う。夜中に目をさまして水を飲む彼に、それを言わずにはいられない。

「はじめの話とちがう。出ていってほしい」

彼はすぐに言い返してきた。

「仕事が見つからないんだから、しかたがない。大卒のお嬢さんとはちがうんだ」

口論が高まると、彼はモノに当たった。枕をなぐったり、干してある洗たく物を床にたたきつけたりする。彼が荒れている間、ミドリさんは自分が使っているほうの部屋にこもって「絶対に別れよう！」と、決意を固め、ふとんに入る。

しかし、しばらくして静かになると、彼は、ミドリさんの部屋にピョコッと顔を出す。ふとんの横にすわり、ぼそぼそと一人言のような口調で語りだす。

「オレも、わざわざ東京についてきちゃったもんなー。つきあい深いよなー。ここまでする男って、いないよなー」

「ミドリはオレを踏み台にして、どんどん大きくなったらいいよ」

「苦労かけてるよなー。ごめんなー」

彼に、ミドリさんをコントロールしようという気があったかどうかはわからないが、その言葉はミドリさんの心にしみいり、つい聞き入って「やりなおせるかもしれない」と思ってしまう。

そんなできごとがあったあとの数日は、お酒もひかえめになる。会社から帰ると、そうじと洗たくがすみ、おでんが煮えていたりして、ホロリとする。

そのときの気持ちを、ミドリさんはこう語る。

「私が上京しなければ、彼はまだ三重県にいたはずだ、連れてきちゃった責任はとらないといけないな……と思う。お酒だって、私が仕事でカリカリするストレスも原因の一つかな……なんて。『彼は私がいないとダメになる』って思いこんでた、バリバリの共依存関係ですよね」

当時は自覚がなかったが、今になって考えると「彼という一人の人間に、必要とされ、頼られている自分がうれしい」という気持ちがあったとも言う。

彼がやっと出ていったのは、ミドリさんの部屋に六年間も居続けたあとだった。お酒を飲み続ける時間が長くなり、奇行がふえたため「もう責任を負いきれない」と、彼の両親に相談すると、彼の母親から電話があり、「ごめんなさいね。遠慮なく追い出してください」と、二〇万円を送ってきた。そのお金で強引に部屋を借りさせ、同時に自分も引っ越した。つい連絡をとってしまったら終わりだと思い、彼の移転先は聞かず、自分の住所も教えなかった。

**またも別の男と同棲したが……**

しかし、ミドリさんが一人暮らしをしたのは、ほんの二ヵ月だけだった。区が主催する英会話の教室で知り合った男性が、はじめてデートした数日後に、ころがりこんできたのだった。

「一人暮らしってはじめてじゃないですか。さびしかったのと、前の彼に負い目を感じちゃっていて……。結局、アル中がひどくなったから別れたわけでしょう。困ってる人を見捨てちゃったって。自分を責める気持ちがありました。はやくだれかを好きになって、忘れたかったんですよね」

彼は、英会話の教室に入ってきたとき、欧米人の講師かとかんちがいしたほど、彫りの深い顔立ちだという。背も高くてかっこいい。いつもにこやかで、やさしく、聞き上手に見えた。教室の帰りに「食事でもしない？」と誘われたときは、自分が選ばれたことがうれしかったそうだ。

「その晩、いきなり『今夜、泊めてくれる？』って言われたんです。恋人がいるかなんて聞きもしないで。こういうストレートな人なら、ホンネでつきあえるかなって、期待したんです」

泊まった翌日、彼は、スーツケースを一つ持ってころがりこんできた。それまで、べつの女性のもとにいたんだろうとミドリさんは推測する。

「イイ男だし、彼女の一人や二人ぐらい、いただろうなと思った。でも来てくれてうれしい気がしましたよ」

しかし、暮らしが始まってみると、見かけによらず小心で、嫉妬深いことがわかった。会社員だと言っていたが、洋食レストランのウェイターだった。家賃は払わず、生活費も入れなかった。洗たくと食事づくりがマメなのは救いだった。にこやかでやさしいのも外ヅラだけで、内ヅラは悪かった。

「一緒にどこか行ったあとは、必ずケンカです。ファミレスとか行くと、店の人には愛想よくて、むこうが注文まちがえてもニコニコしてる。でも、家に帰ると、私の態度に難くせつけるんですよ。私がブスッとしてたから、自分は店員に気を使って疲れたとか、私がすすめたハンバーグがまずかったとか」

言葉だけでは終わらない。ミドリさんを責めるうちに、彼の感情は激してくる。ミドリさんの首を左手でおさえ、右手で頭をゴツンゴツンとぶつ。

「私も負けてないですよ。もう大あばれ。蹴ったり、かみついたり。最後は私が負けですけどね。すねとかももとかバスバス蹴られて、痛くて痛くて動けなくなる。私がおとなしくなると、彼もふぅって感じで息ついて、終わりになるんです」

当時住んでいたのは、二階だてのアパートだ。叫び声はほかの部屋にも聞こえるらしく、隣人に「大丈夫ですか？」と言われたこともある。月に三回ほど暴力をふるわれる状態が八ヵ月も続いたというのだが、なぜ、途中で逃げ出さなかったのだろう。

「前の彼の時とおんなじですよ。やられてる時は、もう絶対に別れようって思ってます。でも、終わるとすごくやさしくなるんですよ。ごめーん、ごめーんって頭をなでて、サロンパスはってくれたり。翌朝、早起きして、ごはん作ってくれたり。私の父は亭主関白タイプなんで、家事をやる男の人って、すごーくやさしく見えちゃうんですよね」

ドメスティック・バイオレンス（DV）のケースでは、暴力によってエネルギーが発散されたあとは、「ハネムーン期」と呼ばれる時期がくる。しかし、葛藤の根が断ち切られたわけではないから、感情が煮詰まっていく「緊張期」にさしかかり、やがてまた「爆発期」がやってくる。

ミドリさんも、そのサイクルにはまっていたのだろう。暴力によって恐怖心を植えつけられ、判断停止におちいっていた様子もうかがえる。

彼のやさしさにジーンとするうちに、ミドリさんの胸には、こんな思いがめばえてくる。

「彼はやさしいから、外で気を使いすぎちゃうんだよな。せめてここでは気楽にすればいいのに、気を使って、疲れて、つい手が出ちゃうんだなー」

自分がうまくやれば、彼はもっとやさしくなるような気がしてくる。レストランの仕事をちゃんと続けてくれるなら、ずっと一緒にいてもいいし、もし独立開業をめざすなら、手伝ってもいいとさえ考えてしまう。しかし、同居して一年たたないうちに、彼はスーツケースをもってふいっと出ていった。

「オンナができたんでしょうね。顔はいいし、いちおうやさしいし。絶対モテますよ」

消えた直後は、彼をさがしまわったという。職場のレストランに行ったら、とっくに辞めたと言われたし、携帯電話の番号も変えられた。北海道の出身と言っていたが、「行ったことがないから、何町とか言われても聞き流してました」。一ヵ月ほどは、会社が終わると自宅に直行し、彼を待っていた。

でも、時間がたつにつれて「殴られないですむってラクだな」と気づき、引っ越しを決意した。

目黒区から豊島区に移転し、電話番号も変えた。しかし、週に三回ほど無言電話がかかってくるようになり、相手はわからないものの、不気味でたまらない。半年後に、豊島区内でまた移転した。

## 金をせびる男なのに甘い評価

その新居でも、一人暮らしは長く続かなかった。家の近くに、輸入雑貨や古着をあつかうブティックがある。女性オーナーと仲良くなり、店に寄っておしゃべりするようになるうち、しょっちゅう店にやってくる男性と顔見知りになった。

会社の帰りに家の近くの駅でバッタリ会い、二人で食事にいった。やはり前置きなしで「うちに遊びにいっていい?」と聞かれ、彼は翌日まで帰らなかった。

前の彼とはタイプがちがうが、長身で、ととのった顔だちは共通している。二八歳になっていたミドリさんより二つ下だ。職業は「レンタルビデオ店をやってる」とあいまいな言い方をしていたので、若いのに経営者かと思ったら、アルバイトだった。彼は小さなアパートに住んでいた。毎日のようにミドリさんの部屋に来るが、「練習があるから」と、一週間ほども顔を見せなかったりする。

暴力はふるわないかわり、お金をせびった。

渡したおぼえがないのに、ミドリさんのキャッシュカードを「悪い、ちょっと借りた」と返したことがある。給料の残りの五万円がそっくり引きだされていた。ミドリさんが銀行にいくときついてきて、暗証番号を知ったらしいという。

週に一、二回、彼は「ちょっと、貸して」と手を出す。ミドリさんにお金があれば二万、三万。なければ三〇〇〇円や五〇〇〇円。勤務先のお給料は手取りで二〇万と悪くないが、たびかさなる引っ越しで貯金はない。なのに、言うなりに渡し続けたのは「前とおんなじですよ」と笑う。

「彼はベースひいてるんですけど、人間関係がこじれてバンドを解散しちゃった。私がバックアップしてあげて、気持ちが落ち着いたら、またバンドをやるだろう、そうしたら、私たちの関係もよくなる……って、甘い期待を持ってたんですよね。基本的に、顔、好きなんですよ。役に立ってあげたい、お金は、家事をやってくれるんだからチャラでいいやって……」

ただ、その彼がほかの二人と大きくちがう点がある。ミドリさんに近づいた目的が、「お金」だったふしがあることだ。

私の推測だが、一番目、二番目の男性は、彼ら自身も心に問題をかかえているように思う。アルコールへの依存、そして暴力という行為への依存がそれを物語る。ミドリさんも「共依存関係だった」と認めるように、彼らの持つ問題と、ミドリさんのかかえるさびしさや自責がむすびつき、たがいの依存に拍車をかけた可能性がうかがえる。

しかし、三番目の男性は、ミドリさんに対して、自分自身の依存症とないまぜになったような、複雑な執着は示さなかった。それが、ミドリさんには幸いしたと思う。

「つきあったのは五ヵ月ぐらい。急に来なくなっちゃったんですよ。アパートに行ってみたけど、いつも留守。表札もないから、住んでいるのかどうかもわからない」

ミドリさんは、三日間、会社を休んで彼を待った。部屋に、時計のカタログのムックが数冊のこっていた。彼が「自分のと同じG - ショックが出てる」と、大切にしていたものだ。それをとりに来るだろうから、会って引き止めたいと思ったのだという。

水木金と休んだから、土日と合わせて五日の連休である。買い物に出たりしたら、その間に彼が来るかもしれない。キッチンにあったインスタントラーメンや、缶詰でしのぎながら、じっと待った。

三日目ごろから、ミドリさんは、彼が去ったというのとはまたべつのさびしさを感じたという。

「電話も、郵便も、なーんにも来ないんです。私って、友だちがぜんぜんいない人間だったんです。それを思い知らされちゃった」

## ぜんぜん友だちがいない!

引っ越しで電話番号が変わっても、半年間は移転先の電話番号を案内してくれる。彼に知られるのをおそれたミドリさんは、そのサービスを使ったことがない。気持ちの整理に手いっぱいで、引っ越しのお知らせを出す余裕もなかった。

彼が他人と会うのを好まなかったり、お金もなかったりで、友だちと会う機会もまったく作らなかった。連休の後半は、友だちがいないという事実をつきつけられ、ぼうぜんと過ごしたという。

「私はだれかに必要とされている……、そう思っていたかったのに、ぜんぜん友だちがいない。彼一人に必要とされるようにしちゃったせいで、ほかの世の中の人全員から、いらない人になっちゃったみたいな感じ。二九歳の誕生日の二週間ぐらい前だったこともあって、二重にショックでした。私の二〇代は、なんだったんだろうって」

連休の最後の日曜、ミドリさんはかたく誓った。

「これから友だちを作ろう。会社の人ともどんどんつきあって、長く勤められる環境を作ろう」

住所録や名刺をとりだし、連絡をとってみる相手をリストアップした。その中に、パーティで一度だけ会った私の名刺をみつけたのが、ミドリさんと私の再会のきっかけだ。

気持ちを切り替えながら、ミドリさんは、二〇代最後の引っ越しをしようと思いついた。今度こそ、自分一人の城にする。もし好きな人ができても、外で会うことにして、部屋には入れない。引っ越しの資金をたしかめるつもりで、貯蓄用にしている預金通帳をとりだした。すると、残高はゼロになっていた。

「彼が持ち出したんだと思います。六〇万ちょっとあったのに……」

怒りより、恐怖が先に立った。そういうことをする人が、この部屋の合鍵を持っているのだ。手持ちのお金では、家賃六万円以上は出せない。見つかった物件は木造アパートだったが、ミドリさんは急いで引っ越しをした。

今、三一歳になるミドリさんは、まだ恋人を作る気持ちになれないという。

「私って、顔だけのしょーもない男を好きになっちゃうタイプだと思うんですよ。また同じことをするんじゃないかと思うと、二人きりってこわいんです。大勢で会うのはいいんだけど……。ドメスティック・バイオレンス（ＤＶ）や共依存の本を読むと『これは私だ！』って思います。恋人みつけるより、駆け込めるところというか、『そんな男はやめなさい』って言ってくれる友だちを、たくさん作るほうが先かな」

## 男に誘われると最後までつきあう

### 子供のいない奥さんたち

「もし、あのことが原因なら、自分を許せないと思う。夫にも告白しちゃうだろうな。……だからこわくて、病院なんて行けない」

ケイさんは、現在三六歳。大学の事務局に勤める二つ歳上の夫と、ローンで購入した都内のマンションに住んでいる。社長と二人きりの、駅前にある不動産屋に勤め、接客から物件の案内、契約書の作成、大家さんとの交渉までをこなしている。スラッと背が高く、顔立ちの整った美人だ。

スーツを着て、きちっとメークをすると、歳より上に見えるのが、仕事にはかえって好都合だと聞いたことがある。それでいて今夜のように「夫が留守だし、外食でもしよう」と、フリース素材のパーカにコーデュロイのスカートで商店街を歩いているときは、年齢よりずっと若く見える。

ケイさんとは共通の知人も多いから、プライバシー保護のため、私との関係をはっきりと書くわけにはいかない。一年に三、四回ほど、数人がなんとなく集まる飲み会やパーティで顔を合わせるというつきあいが、数年ほど続いている。

彼女は大勢でいるとき、自分がすすんで会話をリードするほうではない。しかし、まわりが「ケイさんはどう思ってるだろうか？」と気にするような、〝たよれるおねえさま〟タイプである。いつも笑みをふくんだやさしそうな表情と、お店で料理をたのむのに「この特製ピザって、どんな具が載っているの？　大きさは？　チーズの量は？」と確かめる、気くばりぶりが私は好きだ。

夫は、彼女とは対照的に「おれが、おれが」と独断的に前に出たがるタイプ。九州男児だそうで、見かけも言動も男っぽい。パーティで、ケイさんに向かって「おい、帰るぞ」と一言告げて、くるっと背を向けて歩き出したのを見たことがある。ケイさんは「これだから」と苦笑しながら、夫のあとをすぐ追いかけた。

ふだんの生活では、夫が喜々としてお皿を洗ったり、ケイさんの肩をマッサージしたりするのを知っている私には、ほほえましくさえ見える。「亭主関白ぶってるけど、実は子供っぽい夫を、賢い奥さんがたてるふりして、うまく支配している」というところだろう。

しかし、その後、ケイさんが話してくれた内容は、この数年のつきあいで知った彼女のイメージとは、まったくかけはなれたものだった。

ことの発端は、その一ヵ月ほど前、二〇～三〇代の女性ばかり五人が集まった食事会だ。

未婚と既婚と〝離婚したばかり〟がいりまじっていたが、まだだれも子供がいない。高年齢出産が可能になったとはいえ「生むなら三〇代のうちに」と考える人は多い。「子供を持つか、持たないか」の話題が出て、離婚した一人と、既婚の一人が「私の場合は……」と、正直な思いを話してくれた。

私も自分の話をしながら、ケイさんがどんな話をしてくれるか、楽しみにしていた。ケイさんは「作らない」のか、それとも「できない」のか、面と向かって聞けることではないだけに、前から気になっていたのだ。

しかし、ケイさんは、みんなの話が終わる前に「ちょっとトイレねー」と立ち上がってしまった。いつものケイさんなら、話の腰を折ったりはしないのに。そのイタリア料理の居酒屋は、いったん店を出て、ビル内の共同トイレに行かなくてはならない。ケイさんがやっと戻ってきたころには、話題はかわってしまっていた。

**「いろんな人と、最後までおつきあい」**

それから一ヵ月ほどたって、私がケイさんの住んでいる町に用事で出かけた。職場の不動産屋をのぞいたら「定休日」になっている。家に電話をしてみると、ケイさんは「ダンナが留守だから、今夜は外食するつもり。いっしょにどう?」という。

居酒屋のカウンターに並び、おしゃべりする合間に、私はこう言ってみた。

「こないだは、ケイさんの話、聞けなかったね。ほら、子供のこと」

「え？　ああ」

ケイさんはかすかに笑った。

「ミヤちゃん、聞きたがりだもんねえ」

ちょっとした世間話にも、私が「それはなぜ？　どうしてそう考えたの？　結果は？」と、しつこく質問するクセがあるのを、ケイさんは知っている。

「だれにも言わないでよ。ダンナも知らないんだから。……私ね、いろんな人とね、最後までおつきあいしちゃってた時期があるの。それで病気になっちゃったの」

病気とはクラミジアのことだ。「いろんな人と、最後までおつきあい」とは、行きずりの相手とのセックスのことだ。

ケイさんは、神奈川県の出身だ。都内の短大に自宅から通い、卒業後は、大手建設会社の子会社である不動産会社に就職し、ワンルームマンションで一人暮らしを始めた。二年目にはいったころ、高校の同級生とはじめてデートしたあと、生まれてはじめてのセックスを体験する。彼とは一度きりで、それ以来会っていないという。

「同級生と、同窓会のあとで二人きりになって……って、漫画みたいでしょう。私にも、そんなことができちゃうんだって、ビックリよー。彼が好きだったか？　ううん、そうでもない。勢い……そう、勢いよね。わー、なつかしーいって気持ちの延長で、ダーッといっちゃった」

それをきっかけに、ケイさんの「最後までのおつきあい」が始まる。

相手を見つけるのは合コンだったという。電話番号を聞かれれば、必ず教える。デートに誘われると、相手の求めるまま、「最後まで」つきあう。月に二、三回、多いときは週に一、二回。シティーホテル、渋谷や新宿の裏通りのホテル、相手の部屋、車の中など、さまざまな場所で。どの人とも、例外なく一回限りだ。

「いつかは結婚するつもりだったけど、そういう場で会った人とはイヤだった。また会いたいと思う人がいても、そういうことが平気でできる人だと思うと、やっぱりパスでしょう」

はじめの半年ぐらいは、ちゃんと恋愛がしたくて声をかけてくる男性もいたが、「だんだんまわりの人にもわかってくるみたいなのねー。男同士って、自慢しあったりするらしいし。途中から、みんなそればっか。ヤリマンと思われてたんでしょ」という。

ケイさんは「セックス」という言葉すら、口にせず「最後までおつきあい」と言い替える。はじめて出てきた「ヤリマン」という言葉に、彼女の自嘲が感じられる。

## どんな男でも誘われれば会いに行く

ケイさんにとって二人目の男性は、証券会社に勤めていた。

「もう絵にかいたみたいにバブリーな人。アルマーニとか着ちゃって、都心のシティーホテルで、窓から夜景を見ながら、シャンパンなんて飲んじゃうの。それから、まあ、最後までおつきあいするんだけど、『へえ、私って、こんなことできちゃうんだなー』って、不思議な気分だった。今までの自分とちがう自分になったみたいな。解放感？　うーん、そういうのもあるけど、どっちかっていうと、夢の中……というか、ちがう世界にいたみたいな感じ」

ケイさんは「現実感がなかった」という意味の言葉をくりかえす。ジャガイモを連想させる、ガッチリした体育会系の夫が、実は好みのタイプで、理屈っぽそうなタイプは苦手だという。

でも、はじめて会った瞬間に「こういうタイプは嫌い」と思った男性でも、誘われればついて行く。

「はじめイヤだなーと思っても、時間がたつほど、ことわりにくくなるでしょう？　ことわってもめるぐらいなら、最後までつきあっちゃったほうがマシ、と思うの。私って義理がたいから『相手だって、ここまでしてくれたんだし、今さらことわっちゃ悪い』っていう気持ちもある。お酒を飲んだりして『けっこういい人じゃない』とか、『ここまでついてきたんだから、今さらことわれない』とかって、自分に言い聞かせてた」

いったん、別の世界に入ってしまった以上、自分の感情がどうであれ、そこでのルールにしたがわなくてはいけない。私が、そんなふうに考えていたのだろうかと聞いてみたら、ケイさんはうなずいた。

さらに話を聞くうちに、就職してからの状況そのものが、ケイさんにとって「別世界」だったのかもしれないという気がしてきた。

## 「性欲の充足」だけが目的ではない

ケイさんの家庭は、会社員の父、専業主婦の母、兄が一人。典型的な郊外の核家族サラリーマン家庭だという。高校は「ふつうの県立よ、有名でもないし」。とはいえ、有名大学の付属短大に推薦入学したというから、優等生タイプだったにちがいない。

ケイさんの兄は、中学のころから外出がちだった。両親は、連絡もせず、夕食に帰ってこない息子を責めるでもなく、「自分の判断で行動しているんだろうから」が口癖だったそうだ。ケイさんにもほとんど干渉せず、家族みんながバラバラに過ごしていたという。

短大では、仲良しの四人組でいつもいっしょに行動していた。全員が自宅で、アルバイトはほとんどせず、サークルも入らない。きっちり授業に出たあと、いっしょに英会話や華道を習ったりしていた。

ワープロ検定、秘書検定などの資格も全員でとった。就職活動も、みんないっしょ。「同じ会社に入れたらいいね」と言っていたが、内定をもらった会社はケイさんは不動産会社、ほかの三人はメーカーや流通など、バラバラになった。

就職すると、四人で会う機会はほとんどなくなった。夕食の約束をしても、一人ぐらいは急な用事が入ってしまう。ケータイ電話はまだ普及しておらず、私用電話がしにくい職場も多かった。たまに全員がそろうと、つい「私の仕事はこんなに楽しい」「好きな人ができた」など、見栄をはる方向にいってしまう。

「私も見栄はってたし、みんなもそうなんだろうけど、あのときは、そこまでわからないかっらー。私のお給料がいちばんよかったから、狙いうちされちゃったところもある。自分は遅れてるって、あせったな。私がいた部署は交際費がいっぱいあったから、『会社の経費でおいしいものを食べた。週の半分はタクシーで帰るんだよ』なんて自慢しながら、大事な友だちがライバルに変わっちゃったな……って、すごくさびしかった。こんな話やめようって思うのに、べつの子が『新しくできたテーマパーク行った?』とか言うと、負けん気が出て『もちろん! うちの会社が後援してるもん』って強気に出ちゃうの」

新しい環境へのとまどいや、一人暮らしをはじめたこと、親友との関係の変化などが、ケイさんを「セックス依存症」と言える状態に追い詰めていったのだろう。

誤解のないように付け加えておくが、彼女がセックスをくりかえしたのは「性欲が強いから」ではない。いや、強いのかもしれないが、そうであっても「性欲の充足」だけが、目的ではなかったはずだ。

すでにふれたように、私は「買い物依存症」におちいっていた時期がある。はじめは、忙しい仕事の合間に、目についたアクセサリーや服を買って、気晴らしをしていた。おこづかいと残業代の範囲内でおさまる、健全なストレス発散だった。

しかし、社内の人間関係や、将来への不安などから、追い詰められた気持ちになっていった私は、仕事を抜け出してブティックに駆け込んだり、クレジットカードの支払いに追われて、家賃が払えなくなったりするような買い物をくり返すようになった。

私の買い物依存症は「欲しい物を我慢できない、ぜいたくやわがまま」の買い物とはちがう。私が本当に欲しいのは、実は目の前にあるバッグや服ではなかった。仕事がうまくいき、自分の将来に展望が開け、自分に自信がつくこと、それが私の「本当に欲しいもの」だったのだ。

買い物していても、ちっとも楽しくなかった。それでいて、心の中では「本当に欲しいもの」と「目の前のバッグ」とを混同してしまい、買うのをやめたら「私がめざす、理想のイイ女像から遠ざかってしまう」と、焦燥感にかられる。バーゲンで八割引きのコーナーがあると、欲しいものがなくてもトクしたという気持ちになりたくて、無理に買ってしまうことがある。

「欲しいわけじゃないのに、追い詰められた気持ちになり、買うのが自分の義務だと感じてしまう」

そんな心の動きを経験した私には、ケイさんが「男好きで、性欲をおさえきれない人」ではなく、ほかの何か、たぶん「さびしさを埋めてくれるもの」を求めて、一回かぎりのセックスをくり返していたんだろうと感じられる。

ケイさんに「その当時、楽しいこともあった?」と、聞いてみたら、考えこむ表情になって、ゆっくりと首を左右にふった。

## 病気をうつしたと噂がひろがる

ケイさんが、そんな状態を脱することができたのは、皮肉なことに「クラミジアのおかげ」である。

一人の男性が「オレに病気をうつしただろう!」と怒りの電話をかけてきた。そういえば、このごろ、オリモノが増え、なんとなく痛みがあるような気がしていた。思い当たるふしもある。避妊は「相手まかせ」で、コンドームもつけたり、つけなかったり気まぐれだったのだ。

妊娠の不安を感じないでもなかったが、「そうなったら、そのときに考えよう」と先送りしていた。性病科のある総合病院をさがし、会社を早退して行ってみると、そのとおりだった。だれにうつされたかはわからない。

医師に「しばらくセックスはひかえてください」と言われて、三ヵ月間やめようと決めた。合コンの誘いは断り、電話がかかってきても「病気だから」と会わなかった。会社の宴会でビールを一口飲んだら、患部にピリッと刺激を感じたのでこわくなり、お酒もやめた。図書館で性病について調べたり、ミステリー小説に読みふけったり。実家に帰って、両親とすごす機会もふやした。

「目がさめたみたいな感じだった。性病やってると、エイズにかかるリスクも高くなるんだもの。ホテトル嬢殺人事件なんかも起きて、私も似たようなことしてたなって、ゾッとしたわよー」

ただ、話はそれでおわらなかった。

ケイさんの同僚だった男性が、転職した先の男性社員と、かつての職場の女性社員に声をかけて合コンを企画した。そこで知り合った男性に、ケイさんは知らずに病気をうつしていた。

ケイさんの元同僚と机を並べて仕事をしている彼は、怒りのあまり、ケイさんに病気をうつされたと社内で話した。その元同僚は、ケイさんの会社の知人にそれを話した。

ケイさんの気づかぬうちに、噂はたちまち広がる。ケイさんと対立しがちだった女性社員が「病気はもういいの?」と、からかうように言ったのをきっかけに、ケイさんは、自分の病気が社内で噂になっているのを知った。

「それはもう、辞めるしかないでしょう。自分でも『バカなことしてたなー』って後悔してたから、ダブルパンチよ」

優等生をとおしてきたケイさんには、みんなが自分の秘密を知っている状態は耐えられなかったのだろう。

**検査で診察台に乗るのがこわい**

退社したあと、ケイさんは一人暮らしをやめて両親の家にもどった。貯金と退職金で専門学校の通信教育をうけ、不動産鑑定士の資格をとった。それをいかして再就職し、結婚もして、現在に至っている。夫には「引け目を感じないようにしている」という。

「あれは別世界のできごとで、今の自分が、ひきずることはないと思うの。一種の心の病気？　だったと思うしね。でも、もし、子供ができない原因が、自分の体にあったら……自分を許せないと思う。ダンナにも告白しちゃうだろうな。……だからこわくて、病院なんて行けない」

じっさい、クラミジアにかかった場合、後遺症として「不妊」になるケースが多い。病原菌がいなくなっても、卵管が癒着したり、アレルギー反応を起こしたりするからだ。

「検査で診察台に乗るのがこわい。病気のこと、ボンヤリしかおぼえてないのに、記憶がはっきりもどっちゃったらどうしよう？　それだけじゃない、ヘンなことさせられたとか、ホテル代を踏み倒されたとか、せっかく忘れかけた、いやな記憶がドバーッと出てきちゃう気がする。ダンナにも、話さずにはいられないだろうな。常識人だから、へこたれるだろうな」

依存症におちいっているさなかは、ケイさんのいうとおり「別世界」にいるようなもので、思いがけない行動をやすやすととってしまう場合がある。後になって「罪悪感を持たないようにしている」というケイさんの心の持ちようは正しいと思う。が、心は別世界にあっても、身体はとりかえられない。

話をしながら焼き鳥をかじり、ビールを飲むうちに、三時間もすぎてしまった。

「はじめて人に話した！　なんかスッキリするぅ。ま、コウノトリが忙しくて来られないってことにしておくね。こうして飲んでいられるのも、子供がいないおかげだし」

私が「もう一軒飲みに行く？」と聞くと、ケイさんは笑顔で答えた。

「コーヒーにしてもいい？　酔っぱらって、ダンナに話す気になったら困るから」

ケイさんが、過去にとらわれるあまり、新たな依存症におちいらないか心配だが、彼女の夫は、いつもニコニコしていて人当たりがいい。ケイさんによれば、家でも同じ態度だという。

私は、彼に会うたび「その笑顔で包んでいてあげて」と、心の中でお願いしている。

# 「私ってセックス中毒なの」

## いつも一人で飲みに来る女

ライターの仕事をはじめた二〇代後半のころ、中央線沿線でよく飲み歩いていた時期がある。駅でいえば高円寺、阿佐ケ谷、荻窪、吉祥寺、国分寺など。学生やフリーランサーが多く住み、「中央線文化」と呼ばれるような独特の雰囲気を持つ。「エスニック」や「エコロジー」がキーワードのいっぷう変わった店や、小さなライブハウスが点在する。ゴチャゴチャしていて、物価が安い。地方から出てきて、一人暮らしで音楽や演劇や絵をやっている若者が多く、まっぴるまに、ギターケースをかかえたロックファッションの若者がウロウロしていても目立たない。

一軒のバーにつながりができると、そこをベースに知り合いがどんどん増えていく。べつの飲み屋さんのオーナーが遊びに来ていたり、そこで知り合った常連客どうしで次の店に出かけていったりするからだ。一〇〇〇円や二〇〇〇円で飲めるから、ハシゴしたってたかが知れている。

仕事の話はほとんど出ず、昼間はなにをしているのか、お互いによくわからない。通称で呼びあい、本名も知らないまま、長いつきあいがつづく。会社をやめ、一人で仕事をするようになった私には、そのあたたかな雰囲気がうれしかった。

飲み屋さんに行かなくても、顔見知りの常連が経営する古着屋をのぞいたり、サウナで会った知人と話しこんだりする。スーパーや、美容院や、レンタルビデオ店で、ゆうべ店で知り合ったばかりの人とバッタリ会うのも、一人暮らしにはうれしい出会いだ。

エイコさんも、私と同じように、あちこちの店に顔を出していた。二〇代なかばで、職業はわからない。いつも一人で飲みに来ている。焼酎をお湯割でぐいぐい飲み、いつもハイテンションだ。

自分もまざれそうな会話の片鱗が聞こえてくると、それが遠くの席でも「それって、木村さんの話？」と、グラスを手に遠征していく。

「酔っぱらって、だれかれかまわず話しかける」のもどうかと思うが、服装にも問題がありそうだ。やたらに露出が多い。

女っぽい服装というわけではない。革やジーンズなど、ごつい素材を使って、ひとひねりしたファッションで素肌を見せる。

たとえば、夏のある日。オーバーオールを着ていたが、下には何もつけていなかった。彼女が身動きするたびに、胸あての部分がゆるみ、隙間から乳房がチラリと見えた。冬のある日は、黒い革ジャンの下に、体にぴったりはりつく、薄くて白いセーターを着ていた。乳首がくっきり浮かび、胸の形ももろにわかる。

顔だちは、かわいいと思う。胸もしっかり突き出していて、こんもり丸い。身体は細すぎるかなと思うが、独特のファッションを着こなすにはぴったりの体型だ。ただ、目つきはちょっぴりこわい。生き生きしたかがやきがなく、焦点がゆるんでいる。

男性たちの様子はどうかというと、喜ぶというより、「ひいてしまう」。露出している肌や胸よりも、服装の異様さ、会話にまじってくる強引さが、人目を引く。しかも、彼女については、こんな噂が広がっていた。

**ホテルに行って、二万円払った**

「あの子は『売って』るんだよ」

常連客の一人は、彼女が通りかかったサラリーマンらしい男性に話しかけ、腕をくんで路地を曲がったのを見たという。その路地の先には、ホテルがある。顔見知りになった女性に、かたっぱしから「寝ようよ」とせまるクセのある男性は、「寝ようって言ったら、指を二本立てて『私はこれだから』だってさ」といった。

ある焼き鳥屋さんのマスターは「彼女を出入り禁止にした」という。

「うちは、会社帰りのサラリーマンが、一人でビール飲んでったりするだろう。あの子は、そういう客に話しかけて、いっしょに出ていくんだよ。あの子の勘定は、そのサラリーマンがすませていく。何日かたって、そのサラリーマンが来て『あの子は来てない？』って聞くんだ。『あの子と何があったんだ』って聞いたら、ホテルに行って、二万円払ったって。なんでもしてくれて、とってもいい子だったって、ヨダレのたれそうな顔してさ。そういうことが一度や二度じゃないんだよ。……おおっぴらにやられると、ウチが売春の仲介してるみたいじゃないか。もうお断りだ」

べつの店では、こんな話を聞いた。

「うっかりツケを許したら、一万ちょっとたまっちゃった。ほかの客の前で請求したらかわいそうだと思って、店の外で『払ってくれ』と言ったら、いきなり、ズボンの前をつかんで『ここで返す』って。もちろん断った」

私が中央線沿線をウロウロしている間、彼女の姿をときおり見かけていた。しかし当時の私は、心の病について、ほとんど無知だった。エイコさんの行動の裏にあるものを考えようとはしなかった。彼女に話を聞いてみようと思うどころか、顔を合わせないようにしていた。

やがて三〇代に入った私は、都心に仕事場を借りたせいもあり、中央線沿線からしだいに足が遠のいた。依存症の取材を始めてから、彼女のことを思い出した。彼女は、アルコール依存症だったのだろうか。職業はなんだったのだろうか。売春していたのは、生活のためだったのだろうか。

それらの疑問が少しとけたのは、ある男性と再会したおかげだ。彼も、私と同じ時期に中央線沿線をウロウロしていたが、今はやはり遠のいている。何年も顔を合わせていなかったが、当時からつきあいの続く写真家の個展でバッタリ出会った。おたがいに一人だったので「ビールでも飲みにいこうか」と話がまとまった。

当時、大学生だった彼は、バンドを組み、ライブハウスに出演していた。プロをめざし、大学にはほとんど行っていなかった。大学六年のときに「自分には才能がない」と心を決め、大学にもどって卒業し、広告会社に就職して現在に至っているという。

共通の知人の消息を披露しあう中で、彼がエイコさんとつきあっていたのを知った。私がまだ出会う前のことで、エイコさんの服装はまだ常軌を逸しておらず、売春も「してなかったと思う。酒好きで飲みすぎることはあるけれど、まあ、ちょっと変わった女の子という印象だった」。

## エリートOLの闇の生活

彼とエイコさんは、ライブハウスのカウンターで知り合ったという。かわいいなと思い、電話番号を聞き出した。いつも留守番電話だったが「いつもの店で飲んでます」とメッセージを入れておくと、彼女は必ずそこに来てくれたという。福島から上京し、ライブハウスに出入りしはじめたばかりの彼には、あちこちの店に、常連の顔をして入っていくエイコさんが「オトナの女」に見えた。

知り合って一ヵ月ほどの深夜、飲み屋さんを出たところで「エイコさんちに行きたいなー」とふざけたふりをして言ってみたら、ニコッと笑って「いいよ」と言ってくれた。彼はうれしさと緊張で、ドキドキして苦しいほどだったそうだ。

彼女の部屋は、八畳にキッチンがついた1DK。鴨居にずらりとスーツがつるしてあり、壁のうち二面がすっかり服でおおわれている。それ以外は、きちんとかたづいていたという。なぜ、スーツなのか。私も聞いてびっくりしたのだが、彼女は、有名な大手食品メーカーの人事部に勤めていた。

しかも地方の国立大学を出て、男性とまったく同じ仕事をする「総合コース」、いわゆる総合職のエリートOLだったのだ。売春していると噂になったときも、まだ勤めていたと彼は言う。

私は、すぐに「東京電力OL殺人事件」を連想した。彼自身も、あの事件が起きたとき、彼女を思い出したそうだ。

「だらしなく酔っぱらうことはよくあった。それでも翌朝、きちっとスーツを着て、別人みたいに出かけていく。そこがかっこよく見えた。髪も、昼間はきちっとアップにしてるから、会ってもわからなかったかもしれない」

ただ、生活ぶりを知るにつれて、彼は「ちょっと、こわれてるな」と感じたそうだ。「潔癖さと、だらしなさが同居していた。家に帰ってくると、バーッとスーツを脱いで、下着のまま、フローリングの床を専用のぞうきんで拭いたり、そうじを始める。そのくせ、脱いだ服はほうりっぱなし。鴨居にスーツをつるしているのは『会社にいく元気を出すため』と言っていたが、ほこりがつくのに、決してしまおうとしない。朝、きちんとスーツを着るくせに、ストッキングは、ゆうべ脱ぎ散らかしたままのを『まだ穴があいてないから』と、平気ではいていく。ブラなんて、ゴムがびよーんと伸びて、手アカで真っ黒になってるのを平気でつけてる。そのくせ僕がトイレを使ったあと『便座があげっぱなしだった』と、しつこく文句を言う」

電話は常に留守番電話にしておいて、相手がはっきりするまで出ない。愛知県内に住む母親からと思われる「ママだけど、電話ちっともないけど、元気なの?」というメッセージも何度か耳にしたという。「酒にはだらしないけど、箸の持ちかたは上手で、食べかたもきれいだった。育ちはいいんじゃないかな」と、彼は推測する。

しかし、エイコさんとのつきあいは、三ヵ月ほどで終わった。

「というか、つきあってたといえなかったかもしれない。家にも泊めてもらったし、誘えば出てきたけど、それ以上は寄せつけない感じだった。僕は好きだと言ったけれど、向こうから言われたことはない。誕生日を聞いても、教えてくれなかった。『飲みすぎるな』と言うと、こわい目つきになって、じーっとこっちをにらみ、だまってしまう。昼間にデートしようと言っても、平日は仕事だし、週末は『疲れた』と、ずっとふとんにくるまって、テレビを見てゴロゴロしている。中央線沿線じゃない場所では会ったことがなかった」

二人で飲み歩き、エイコさんの部屋に帰って眠る。その間隔がだんだん開いていって、四、五ヵ月たつころには、電話もかけなくなった。店で顔を合わせても、「こんばんはー」と、こだわりのない表情で手をふる。

彼は「ふられたのは自分のほうだな」と思いながら、じきに新しい恋人を見つけ、出入りする店もかわり、エイコさんと会うこともなくなった。

## どちらが「本当の私」なのか

エイコさんの売春の噂は、彼も耳にしていた。

「本当だったと思う。つきあってたときも、もしかしたら……。彼女んちにいると、夜中に変な電話がよくかかってきた。留守録のメッセージを聞いてると、男がいきなりエッチなことを言い出したりする。夜中にドアをずっとノックされたこともあった。彼女はだまったまま、表情も変えなくて『なにも聞いちゃいけない』という雰囲気があった。彼女はだまって聞いても『心当たりがない』って、投げやりに言うだけ。……僕の知ってるやつも、勇気を出して聞こせって言われたとか……」

彼の口調は重くなった。つらい記憶なのだろう。この質問を最後にしよう。「エイコさんは、何に追い詰められていたんだろう？」彼はそくざに「仕事だと思う」と答えた。「総合コースの女性がすくないから、社内で孤立してると言っていた。派手な服が好きで、飲んでいても自分に注目を集めたいタイプのくせに『会社では目立ちたくないから、普通にしてるの』とも言っていた」

エイコさんは、朝、スーツに着替えながら「あーやだな」「ふうっ」など、ため息まじりにつぶやく。彼が聞き返すと「えっ、何か言ってた？」とびっくりする。無意識のうちに口走っていたらしいと彼は言う。会社が終わると、まず家に向かう。そこでスーツを脱ぎ、派手な服に着替える。

「スーツ脱ぐときがすごいんだ。はぎとるというか、すごい勢いでボタンをはずす。ガーッと脱いで、床にけっとばす。いつもの床掃除が終わって、出かけるころになって、やっと床から拾いあげて、鴨居につるす」

そんなに会社がいやなら、辞めたらどうかと彼は言ってみたそうだ。すると「まさか。私は道を踏みはずしたくないの」。都心の一流企業での顔と、中央線沿線での「あの子は売っている」の顔。エイコさんにとって、どちらが「本当の私」だったんだろう。

この話を聞いた数日後、私はエイコさんが勤めていたという食品メーカーに電話をかけてみた。「部署はわからないんですが、小林エイコさんという方がいらっしゃると思うんですが一五分ほども待った後に、返ってきた答えは「ずいぶん前に退社しました」。彼女は「道を踏みはずした」のだろうか。それとも、二つの顔を持たずにいられる状況に転身できたのだろうか。

## 〝中出し〟がはやってるから

一〇代の依存症には、二〇代、三〇代とはちがった側面がある。

アヤカさんは一六歳の高校生で、セックス依存症におちいっている。性器がかゆいなどの症状があり「性病ではないか」と気にしているという。

話を聞いてみると、高校の同級生や、メールで知り合った大学生、会社員の男性たちと、避妊もせずにセックスをくり返している。「市内のホテルは全部いきましたよ」と豪語する一方で、「外に出せば、子供はできないんでしょう。あと生理の前後の三日間は妊娠しないらしいですね」と、まちがった知識しか持っていない。

「セックスはみんなやってるし、性病になったら病院で治してくれるって雑誌に書いてあった。妊娠しちゃったって、中絶のお金を出してくれるパパはキープしてるもん。まわりで〝中出し〟がはやってるから、みんなコンドームなんて使わないよ。エイズはこわいけどぉ、あとはどうにかなるって」

セックスをくり返すという行為に、後ろめたさや危機感はおぼえていない。

「親？　楽勝だよ。友だちんちで勉強してるって言えばオッケー。成績がよければなんにも言わないから、テスト前だけがんばるの」

さらに話を聞いていくうちに、アヤカさんの自己評価がとても低いこと、さびしさをかかえていることがわかってくる。

「私にはなんのとりえもない。美人じゃないし、おカネもない。なんか買ってもらってもお返しできない。でも、話を聞いてもらいたいから、いろんな男の人に会うの。本当はセックスは好きじゃない。病気や妊娠もこわい。だけど、いっぱい話を聞いてもらって、ごはんまでおごってもらったら、せめて、セックスでお返ししないとね……」

実はアヤカさんは、実在の人物ではない。依存症の治療に長くかかわり、高校での講演会や、ボランティアグループの顧問など、幅広い活動を続ける精神科の吉永陽子医師が、出会ってきたケースを統合したものだ。一〇代のセックス依存症は、親にも問題がある場合が多いと、吉永医師は指摘する。

## 一〇代の依存症は親にも問題がある

依存症で受診する一〇代の子供の親に多い特徴として、吉永医師は「子供の言いなりになって『好きなようにさせてあげる』のが愛情だとはきちがえている。親だけでは手に負えなくなり医師の助けを求めてくる場合には、『先生、うちの子を治してください』と、依存的な態度をとる」と言う。

私は、ある私立大学の事務職員の言葉を思い出した。

「授業を欠席しがちで、成績もわるい学生の親が『ちゃんと指導してください』と学校に電話をかけてくる。『娘が水商売のアルバイトを始めたらしい。やめさせてくれ』『息子は文学部だが、経済学部のほうが就職に有利ならば、転部させたいがどうか』『娘のアパートに電話したが、ずっと留守でケータイもつながらない。どうしているのか』という相談すら受けたことがある。『私は急に出かけることになったので、夕食は祖母の家で食べるようにと、息子に伝言してほしい』という電話もあった」

進学校で有名な私立高校の職員からは、こんな話を聞いた。

「うちの生徒は勉強ができるから、親が大事にしすぎるケースがある。くりかえしタバコを吸った生徒を停学にしたら、親が『こんなに成績がいいのに、なぜだ』と、どなりこんできた。また家庭調査では母子家庭で、奨学金を受けている女子生徒が、コート、マフラー、バッグなどを一流ブランド品で固めていたので、親にたずねることにした。面談にきた母親は、質素な服装だ。娘のブランド品について、それとなく聞いたら『成績があがったごほうびに、こづかいを月五万にした』と答えた。勉強ができさえすればいいという価値観が、親にしみついているのを感じる」

## 社会は子供を守るようになっていない

親の世代の批判はたやすい。しかし、この世代は、心身症、依存症、アダルト・チルドレン（AC）などを、時代を語るキーワードとして使いはじめた世代だ。一流企業といわれる会社の屋台骨がゆらぎ、終身雇用制もくずれつつある。パソコン、ケータイなど、新しいテクノロジーに必死で追いついてきた世代でもある。結婚や出産など、あたりまえと考えられてきた人生のコースも、あえて選択しない人々が出現している。

これほどの社会の変動の中では、自分一人の安定を保つのもせいいっぱいだ。社会から子供を守る「塀」の役割にまで、手がまわらないというのがホンネだろう。

そんな親世代のもとで、今の、そしてこれからの一〇代は、親という塀に守られることなく、社会と直面しなくてはならない。そしてこの社会は、子供を守るようにはできていない。

中・高校生のメーク、ケータイ、ブランド志向は批判的に語られるが、それらを子供に売りつけているのは大人である。援助交際という売春行為で、責められるべきは、買春する大人のほうだ。九〇年代に、女子高校生の下着を売買するブルセラショップが話題になった。

そこで下着を売り、売春もしている女子高校生と話をする機会があった。

テレビ番組や雑誌の女子高生特集に匿名でたびたび登場していた彼女は、「みんな、私になんで売るんだって聞く。そんなのお客に聞いてほしいよ、なんで買うのかって……」と文句をいう。

彼女はマスコミの取材を受けるたびに「銀座でフグ」「帝国ホテルでフランス料理」など要求を出しているという。私に対しては「会社もちじゃなくて、エリノさんが個人で出すんでしょ。お好み焼きにしようよ」と気づかってくれたが、いきなり生ビールをたのもうとする。

私が止めたら「ほかの記者の人は、みんな飲ませてくれたよ」。グッチで統一した小物を、彼女は「イヤなことをがまんしたごほうび」と呼んだが、私には、大人のイヤな面を見せつけられてできた傷あとに見えた。

親という「塀」に守られることなく、社会に直面する。それは、つまり、大人だって扱いかねているお酒、タバコ、セックス、ドラッグ、暴力、ギャンブルなど、依存の対象になりやすいものに、なんの準備もなく出会うということだ。

## 葛藤とどう向きあうか

アヤカさんのケースに戻ろう。吉永医師は、彼女の行動は危険に満ちており、大きな問題をはらんでいるが、自己評価の低さや、さびしさの背後には、誰しもが経験する「思春期特有の葛藤」もあるという。

その葛藤なら、私もおおいに心当たりがある。身体の劇的な変化、異性への興味、将来への不安、希望などがごっちゃになって、わけもなくいらだったり、深いさびしさを感じたりした。社会性がめばえてくるにつれて、自分の頭脳や容貌のレベル、両親の社会的な位置、社会の現実などが、うっすらとわかってくる。

その葛藤のなかで、「理想」と「現実」、家庭内では「大事な子供」でも、社会に出れば「その他おおぜい」だという自覚とも、折り合いをつけていった。社会に直面する準備だったとも言える。

しかし、アヤカさんは折り合いをつける前に、セックスに依存して、葛藤から逃れようとしている。私だって、もし一〇代でそれらの「葛藤を忘れさせてくれるもの」と出会っていたら、深くのめりこんだかもしれない。

吉永医師は「リスクがあるとわかって続けるセックスは、リストカットなどの自傷行為と同じ」という。一〇代の間でリストカットが「流行」あつかいされ、自傷のバリエーションが増えているそうだ。違法なドラッグや飲酒、喫煙はもちろん、セックスや自傷行為も「みんながやってる」からと、罪悪感がない。依存するのにためらいを感じない若い世代は、明らかに増加している。

親の問題を、もう少し掘り下げてみよう。

吉永医師は「依存症は三代の病」という。親がかかえた依存の問題は、子供へ、さらにその子供へと伝わっていく。

例として、吉永医師は、ドメスティック・バイオレンス（DV）に依存する夫と、DVを受けながらも家庭にとどまる妻という、共依存関係にある夫婦をあげた。

吉永医師は、女性からの電話相談を受け、シェルターも用意している神奈川県のボランティア団体「みずら」で相談員の研修の講師をつとめるなど、DV被害者とかかわりを持っている。「みずら」に寄せられる相談には、DVを受ける女性のケースが年々増加している。その実態をもとに、吉永医師は「暴力は絶対にいけない」と前置きしたうえで、こう指摘する。

「DVを受けながらも『生活のために』『子供のために』と、離婚しないという選択をした女性は、その選択に責任を負うべきだ。きびしい言い方をすれば『本人はDV夫に殺されて終わり』。でも、そのあとには、暴力でしかコミュニケーションをとれない両親を見て育った子供が残される。ほかのコミュニケーション手段を知らない子供たちは、大人になってから、また暴力に依存するようになる」

アヤカさんの親が抱える問題は、アヤカさんに受けつがれ、さらにまた次の世代に伝えられていくのだ。

ついさっき、ホテルのレストランでこんな光景を見た。右側の席では、小学生ぐらいの男の子が、両親といっしょに席についている。父は新聞を広げてビールを飲み、母親は右手にフォークをにぎったまま、届いたばかりのケータイメールを読むのに熱中している。ケーキを手づかみで食べている男の子を注意する大人はいない。

左側の席では、祖父母と娘が、女の子の六歳の誕生日を祝っているらしい。おじいちゃんが、女の子がやっとかかえられるぐらいの包みをとりだした。リボンと包装紙をひきむしるように開いた女の子の前に現れたのは、テディベア風のクマのぬいぐるみ。すると女の子は「ミッキーがいいっ!」と叫んでふり払った。

おばあちゃんは、床に落ちたぬいぐるみを拾いあげながら「あらあら。ママに聞いておけばよかったわね」と苦笑をうかべた。おじいちゃんは「ミッキーマウスか。このホテルの売店で売ってないか?」と娘に聞いている。

ぬいぐるみを払いのけた行為を叱らない親と祖父母。もうブランド信仰がはじまっている六歳。すべての世代が協力しあって、依存症の芽を育てているのだ。

## やめられない不倫のスリル

### 週に一度は秘密の時間を持つ

東海地方に住む三六歳の主婦、サトエさんは「みんながやってる」という漠然としたイメージを持ちながら、現実の自分とのギャップをかかえている。

中学生の子供をかかえる主婦で、レストランでパートタイマーで働いている。身長は一五五センチぐらい、体重は六〇キロを超えているかもしれない。全体に丸っこい印象で、ほっぺたや手足がぽちゃぽちゃっとして、かわいらしい。セミロングのヘアにふわりと囲まれた顔だちも、年より若く見える。

約束のファミリーレストランで彼女に会ったとたん、最初に目についたのは、胸元にかがやくハート型のペンダントだった。おお、あれはバブル華やかなりしころに、クリスマスの定番プレゼントとして大流行した「ティファニーのオープンハート」ではないか。今どき、それをつけているとはめずらしい。

「こんにちは」

彼女がお辞儀したら、ペンダントが襟の下に隠れた。すると、丸い指でつまんで外に出し、位置を整えた。多くの女性の宝石箱で、二度と使われることなく眠っているであろうオープンハートも、彼女にとっては現役のお気に入りらしい。服装も、ずいぶん前にはやった、小花模様のデシンのワンピース。全体的に「一〇年前のＯＬの、お出かけファッション」風の着こなしだ。

でも、右手の中指には、最近はやりの、小粒のピンクトルマリンを花のようにちりばめた指輪がはまっている。短く切ったつめには、指輪にマッチしたピンクのマニキュア。向かいあってすわってみれば、丸いおなかがテーブルのかげに隠れ、迫力のある胸がドーンと目立つ。

メークは薄く、眉毛も伸びているが、キメの細かいほっぺはほんのり赤い。細くて小さな目が、笑みをふくんでいて、愛敬がある。服装やペンダントも、流行おくれという点をのぞけば、「少女」と「オバサン」が、微妙にまじりあったような彼女の雰囲気に、よく似合っている。

二年ほど前、知人に「バイト先の二五歳の男を好きになっちゃったという同級生がいるんだけど」と言われ、橋渡しをたのんだ。知人も私も「主婦のほのかな片思い」という、ほほえましいエピソードだと思っていたのだが、旅行のついでに会ってみたら、二五歳の男とは、一ヵ月に一度の割合で、ホテルに出かける間柄だった。

テレクラで出会った男性三、四人とも関係があり、平均すれば週に一度は秘密の時間を持っているのだという。

そんな重要な話を聞かせてくれる理由を、サトエさんは「ぜんぜん人に話したことがないんで、ちょっと話してみたかったんですよ。どういう反応するものなのか、興味があったんです」と説明する。

## バレたら離婚されちゃいます

サトエさんは、とても慎重だった。電話番号も、本名すら教えてくれない。彼女の同級生も「口止めされたから……」と、言葉をにごす。彼女からの電話で、待ち合わせの場所と時間を決めたのだが、私のケータイ電話に表示された発信元は「非通知設定」だ。会ってすぐに渡した名刺は、ちらっと見ただけで「家に持って帰れないから、お返しします」という。

手みやげに持っていった、埼玉銘菓の十万石まんじゅうも、「埼玉のお菓子がある理由、説明できないですからねー」と、断られた。外見と、笑みをふくんだ目元のおかげで、キツい感じはないが、口調はきっぱりしている。

レストランでも、すみの目立たない席を選んだ。そして「もし私の知り合いに声をかけられたら、私がスーパーで財布を落として、それを拾った人が、届けに来てくれたんだということにしてください」という。

夫は三つ年上の会社員。サトエさんが短大卒業後に勤めた地元の企業で知り合った。二四歳で結婚退職し、じきに子供が生まれた。

三つ上の兄が、結婚して両親と同居している。父は会社員。母は、専業主婦のかたわら、すぐ近くの実家の農業を手伝っている。両親の家も、母の実家も、サトエさんの自宅から車で一五分圏内だ。しょっちゅう行き来して、子供が幼いときにはよく預かってもらった。

夫との間にあまり会話はないが、「生活のパートナーというか……同じ家庭をささえるメンバーって感じですね。愛してるかって？　そんな熱い気持ちはないですね。家にラブラブな人がいたら、やりにくいじゃないですか。いい人ですよ。いい夫だと思ってます。うちの親もそうだったし、こんなもんじゃないですか。平凡ですけど、都会とちがって庭つきの家もあるし、新鮮な野菜も食べられるし。まあまあ幸せだと思いますよ」という。

その「幸せ」を守るために、慎重にするのだとサトエさんは言う。

「バレたら離婚されちゃいますからねー。子供だって、お母さんが不倫してたら、やっぱショックじゃないですか。かわいそうですよね、そんなの。だから、絶対にバレない方法にしてるんです」

絶対にバレない方法というのを聞いてみた。男性との待ち合わせは、双方が車で出向き、サトエさんが彼の車に乗り込むことにしている。大きなスーパーや、複数のファミリーレストランと書店の複合施設など、駐車場が大きく、サトエさんの車が止めてあるのをだれかに見られても、不自然でない場所を選ぶ。

車に乗り込むときには、「デート専用」のジャケットやカーディガンをはおる。ふだんの生活や職場では、絶対に着ないものだ。

車内では、助手席ではなく後部シートにすわる。窓にはスモークシールをはって、外から見えないようにしてある。テレクラで知り合った相手には「会う条件」の一つとして、スモークガラスをあげるという。

パートの時間帯は、日によってちがう。その前後に二、三時間の秘密を持つのは、むずかしくないそうだ。

相手には、本名も、連絡先も教えない。デートの日は、財布や保険証などは家に置いていく。こんなに慎重なんだと自慢するように、サトエさんは「免許証不携帯になっちゃうけど、免許証も家においていくんですよ」と付け加えた。

私が思わず「すごいですね」と言うと「だって、バレたら困りますから」とくり返した。

## 二五歳のアルバイト男性に惚れて

「避妊だってしてますよ。ケータイの出会いサイトには手を出さないし。理由？　あぶない人とか、いそうじゃないですか。テレクラは生の声を聞けるから、どんな人かわかりやすいけど。テレクラも、会うのは何度も話してからですよ。生活の重ならない人、たとえば三つぐらい向こうの市の人とか、選んでますよ。一人の人と濃くならないように、半年ぐらいで替えてますし。補充するの、けっこうたいへんなんですけどね。安全じゃないと困るもんで」

夫のいびきを理由に、寝室を別にしたのも「秘密を守るため」。夢はめったに見ないが、寝言でなにかつぶやいてしまうのがこわいという。

「そういうのって、子供のほうが気にするんですよね。なんでー、なんでーって聞かれて。毎日みたいにお父さんと一緒に寝なよーって言うんですよ。お父さんのいびきがひどいからって、それは本当なんですけど、言い聞かせてます」

そこまで慎重な彼女が、なぜ、不倫を続けているのか。きっかけとなったのは、はじめに出てきた「アルバイトの二五歳への片思い」だ。

フリーターの彼は、彼女が高校のとき、好きだった人に似ていた。服装は「いかにも今どきの子って感じ」で、茶色っぽい髪にユニクロの服をおしゃれに着こなすのが「トシヨリにはできないことだから、カッコよく見えちゃって」。ていねいに伸ばした無精ヒゲと、すらーっと一直線に伸びた体つきがセクシーだという。礼儀や言葉づかいがきれいなのも安心できて、胸がときめいた。

「片思いしてるときって、頭の中で、あれこれ想像したりするでしょう。その子って、フリーターのくせにトヨタのランクル乗ってるんですよ。それを見て、窓ガラスにスモークのシールを貼れば中は見えないななんて、勝手に想像広げてたんですよね」

想像しているだけでは物足りなくなり、彼と勤務のシフトを合わせ、会話をかわすチャンスを作った。洗面所のチェックなどで二人きりになるたび、なかば冗談、なかば本気で「デートしてよ」と何度か言ってみた。

いつも笑っているだけで答えなかったが、一ヵ月ほど続けるうちに、彼が「いいけど、人に会ったら困るんだろ?」と言った。即座に「ガラスを黒くしてくれればだいじょうぶ」と答えたら、彼は何も言わなかった。しかし、給料日の数日後に、シールを貼って職場に現れ、サトエさんにニマッと笑ってくれた。

人目を避けるために、遠くのスーパーの駐車場で待ち合わせをした。その時に考え出した「バレない方法」が、今もサトエさんのきまりになっているのだ。

「もうドキドキですよ。やっぱりトシだし、恥ずかしいし……。私でいいのって、百回ぐらい聞いたかも。好き、とかは言ってくれないですけどね。ぜんぜん対象にならないような子が、二人きりになってくれるっていうのが、すごく、すごーく夢みたいだった」

## テレクラで出会った男とも

毎日でも会いたいと思ったが、しつこく追い回してきらわれたくない。職場で噂になっても困る。昼間、家に一人でいるときに、彼に電話したい気持ちをおさえるために、駅前で配られたティッシュの広告を見て、テレクラに電話をかけた。四〇代のサラリーマンにつながり、相手のケータイ電話を聞いた。三回ほど話したあと、何度も「会いたい」という四〇代に「窓にスモーク貼ってくれるなら、会ってもいい」と告げた。

すると彼は「もう貼ってあるから、安心していいよ」と答え、数日後にスーパーの駐車場で待ち合わせてホテルに向かった。

電話で話したとはいえ、顔を会わせるのは初めての相手。しかも本名は名乗りあっておらず「会社員」も本当かどうかわからない。そんな相手と、密室で二人きりになるとき、こわくなかったのだろうか。

「客商売やってると、人を見る目が肥えますからねー。話しながら、相手をよーく観察するんですよ。待ち合わせするとき、こっちの目印は教えないで、しばらく見てから会うようにするんです。会う前にピンときて、すっぽかして帰ったこともありますよ」

すっぽかした相手の、どこがピンと来たのかというと「それはもう、全体の雰囲気で。なんか落ち着きがないっていうか……そわそわしてる感じがあやしかったんですよ」と、いささか心もとない。

それに、彼女がいくら慎重でも、それは「相手も秘密を守る努力をする」という前提に立っている。

もし相手がストーカーと化したら？　脅迫を目的にちかづいてきた男だったら？　相手にサディズムの趣味があって、身体を傷つけられたら？　ホテル内の殺人事件だって起きている。バレる、バレないの問題ではなく、安全性に不安を感じてしまう。

私がその不安を口にすると、彼女はちょっぴり表情をかたくして、反撃するような口調になった。

「私も、あなたに聞きたかったんですよ。私なんかに、なんでわざわざ会いに来たんですか。不倫してる人なんて、東京ならもっといっぱいいるでしょう。不倫、そんなにめずらしいですか？　私みたいなおばさんが、男の人とつきあうのは変ですか？　私はぜんぜん悪いことと思っていませんよ。ホテルの駐車場で、職場の人の車を見たこともありますよ。奥さんも子供もいる五〇過ぎの人。べつにかっこいいとかじゃないですよ。あの人もこういうところ来るんだなーって、ちょっと見直したし、やっぱり、みんなやってるんだなーって思いましたよ。不倫なんて、だれでもやってるじゃないですか。そちらのまわりにはいないんですか？」

たしかに、世の中全体を見渡したら、「みんなやってる」のかもしれない。でも、彼女の個人レベルでは「バレたら離婚」である。そのギャップは、彼女の心にアンバランスな状態をもたらしてはいないだろうか。私はこんな言い方で、その疑問を彼女にぶつけてみた。

「みんながやってたとしても、あなたにとって、その秘密が重いことに変わりはないですよね。だんなさんや子供さんに対して、百パーセント無防備ではいられない。勝手な想像ですが、そのストレスからデートに再びのめりこんでるってことはありませんか？」

サトエさんは「それは……ありますね」と答えた。しばらく考えてから、口を開く。

「やめてもいいんですけど、ほかに楽しみって、あんまりないんですよ。高校と短大はコーラスやってたけど、今はやってません。ほら、小さいときからずっと住んでるし、どこへ行っても知り合いがいるんですよね。そういうの、めんどうじゃないですか」

## 夫への仕返しとしての不倫？

習いごとや趣味の会に参加してしまうと、時間が拘束されるのもいやだという。パートの仕事は、週の終わりに、店長と来週のローテーションを相談する自由さが気に入っている。お金がかからないのもいい。

コーラスやっている友だちは、楽譜代、ドレス代、コンクールの出場代がバカにならないと言っている。

不倫は道徳的には悪いことかもしれないが、自分には合っている。ぽつぽつと語ったあと、サトエさんは私の目を見て言った。

「やめたほうがいいと思ってます？」

私は「やめちゃったほうが、気持ちはラクかもしれませんね。離婚のリスクをおかしてまで、その人に会いたいというなら別ですが」と答えた。サトエさんは「でもねー。もうやっちゃってることですから。今やめても、やっちゃったことは消せないですから。やめてもやめなくてもおんなじだったら、やってたほうが楽しいですよね」と言って、さびしそうに笑った。

「やっぱり、オシャレしようっていう気になったし、夫や子供にもやさしくなれたし。……それと、自分が女だって確認した、みたいな。〝パートのおばさん〟になりきるのは悲しいですからね。年をとったら、デートする相手は見つからないじゃないですか。自然に終わりが来ますよね。さびしいかもしれないけど、ホッとする気持ちも大きいと思いますよ」

さらに「とにかく、バレなければいいんですから」とくり返してから、サトエさんは「じゃあ、そろそろ。トイレにも行きたいんで」と言う。トイレの場所は、私の席からは見えるが、彼女からは死角になっている。「トイレは右の奥ですよ」と私が言うと、彼女は首をふった。

「店内でウロウロすると目立ちますから。トイレはあとにします。ここのお金、これですませてもらえますか？　レジに寄らずにサッと出ちゃいたいんで」。

私に一〇〇〇円札をさしだす。私が払っておくと言うと「じゃあ、すみません。さようなら」と立ち上がり、一度もふりかえらずに、急ぎ足で店を出ていった。二時間ほどのあいだに、おかわり自由のコーヒーを三杯ずつ飲んだから、私のほうもトイレの欲求を強く感じている。

「スーパーで財布を落として云々」の作り話を用意して現れ、トイレをがまんして帰るサトエさんが、いたいたしく見えた。

話の途中で、私は言い方を変えながら、夫との関係をたずねてみた。夫とはセックスレスなのではないか、それが不倫に走る原因の一つではと推測したのだが、彼女は「夫を愛してるか？　愛してるっていうより、好きですよ。家庭内で愛してるなんて、暑苦しいじゃないですか」「べつに、いい関係ですよ。私の好きにさせてくれるし」など、はぐらかすだけだった。

その言葉をあらためて思い浮かべてみると、彼女が「かまってくれない夫への仕返しとして、不倫をくりかえしている」、そんな推測をしたい誘惑にかられる。

「みんながやっている」という言い訳は、サトエさんにとって、秘密の重さを忘れるためのおまじないなのだろうか。

## 不倫カップルの本音《ほんね》

### 四四歳の三枚目タイプとの不倫

医療器具の卸会社で受付の仕事をしているアイコさんは二七歳。受付の正社員はアイコさんだけで、ほかはみんな二四歳以下の契約社員だから「いづらいですよ。はやく辞めたい」という。一人暮らしの部屋できちんと自炊して、お弁当も持参している。掃除、洗たくも好きだから「結婚退職して、専業主婦になりたい。子供も欲しい」そうだ。

しかし、つきあって半年になる恋人は四四歳で、妻子がいる。その前は三〇代、さらにその前は四〇代の男性で、やはり妻子がいた。

「私は結婚したいのに、ちょうどいい相手にはぜんぜんもてないの。近づいてくるのは、奥さんがいる人ばっかりなの」

深刻な言葉とはうらはらに、明るく笑いながら言うアイコさんは、小柄でネコのようなキュートな美人だ。黒目がちの瞳がくるくる動き、かわいらしくも、セクシーにも見える。

「会社では制服に着替えるから、通勤はこれでいいの」と、ジーパンにフリースのジャケットを羽織ったカジュアルな服装が、年齢よりも若く見せている。受付の制服は、大きなリボンタイのついた白いブラウスにグレーのベストの「古くさい」デザインだという。でも彼女にはよく似合うだろう。多くの人に接する立場でもあり、「ぜんぜんもてない」とは信じられない。さらに聞いてみると、こう答えた。

「まあねー、『食事しませんか』ぐらいはよく言われるけれど、その場かぎりだもの。うちの会社に来るってことは、うちから仕事をもらう立場なわけでしょう。だから強くは押してこない。用もないのに会社に来て、ケータイ番号を書いたメモを無理に置いていくのは、この人ぐらいでしょう」

彼女に「この人」と呼ばれ、隣で照れ笑いしている男性が、四四歳の恋人だ。身長は、小柄な彼女とならんでつりあいがとれるぐらいだから、たぶん一六五センチそこそこ。髪はフサフサしているけれど、おなかはでっぱりぎみ。お笑いタレントのだれかに似ていそうな、ちょっぴり気弱に見える三枚目タイプだ。しかし外見に似合わず、マメで、押しが強い性格だと私は知っている。

彼の職業は歯科医、都内の住宅地で小さな医院を開いている。アイコさんの会社の製品を購入したとき、担当の営業マンに「おたくの会社、かわいい子いる?」と聞いたところ、「受付に一人いますよ。ちょっとトシいってるけど」とアイコさんのことを教えられた。休診日にドライブに出かけたついでに、アイコさんの顔を見に出かけ、一目で気に入ったのだという。

## あっちこっちにガールフレンドを作る男

その日、彼の行きつけの落ち着いた感じの居酒屋で、彼とアイコさんに向かい合ってすわっている私の立場は微妙である。彼の妻は、私の同級生なのだ。私は彼女とよく遊びにいっていた時期があり、年齢のはなれた夫の彼とも親しくなった。彼の妻は、専業主婦で、頭の中で整理をつけてからやっと口に出す慎重なタイプ。美人で頭のいい「しっかり者の奥さん」である。

一方、彼はいわゆる「女好き」、女の子と楽しくつきあうのが大好きだ。一人とじっくりつきあうより、あっちこっちにガールフレンドを作る。しょっちゅう浮気がばれて「離婚する、しない」と騒動になっていた。

じつはアイコさんを紹介されたそのとき、彼はすでに離婚して半年ほどたっていた。二人の娘は私の同級生がひきとった。彼や妻の両親には、めんどうを避けて離婚したことを告げず「親戚の冠婚葬祭には、どちらかが顔を出す。年賀状は連名で出す」と申し合わせた。

同級生は「彼の浮気に疲れた」とグッタリした表情だったが、彼自身は「ぼくは別れたくないんだけどなあ。愛しているんだけどなあ」と、さびしそうにつぶやいていた。そのくせ、離婚したあとの彼は、行く先々で出会う女性を口説きまくり、毎日のようにデートを重ねている。彼に言わせれば「一人ぼっちでさびしいから」だそうだが、女性たちには、離婚も、一人暮らしも秘密にして「ふつうに結婚生活を送っていることにしている」。

再婚するつもりはないので、相手に結婚を期待されると困るのと、はじめから「遊びと割り切ってもらったほうが、気楽につきあえるから」だという。相手によっては、職業もかくす。「ほら、歯科医っていうと、なんか金持ちと思われたりするじゃん」という。

そんな彼も、アイコさんに対しては、本気になりかけているようだった。私に「カノジョとちょっと会ってみてよ」と電話をかけてきて、三人で食事することになったのだ。そんなのは初めてだ。待ち合わせた居酒屋に、アイコさんは仕事の都合で三〇分ほど遅れた。その間に、彼はアイコさんの話をぽつぽつと始めた。歯科医だとは告げたが、離婚したのは言っていないという。

「アイちゃんとは、一緒になってもいいかなーって思ってる。彼女も結婚願望バリバリだし。ただ、ときどき、わからなくなっちゃうんだ。どうしてぼくに、こんなに執着するのかなって……」

アイコさんは、さまざまな要求をつきつける。

「今夜はシティーホテルに泊まりたい。それで朝までずっと一緒にいたい」

「こんどの週末は、私と過ごしてほしい」

「家の近くのスポーツクラブに入会することにした。あなたも入って、いっしょにスイミングのクラスに出て」

彼がためらうと、アイコさんは「じゃあ、今から奥さんに電話してバラす」と、真剣な表情でいう。「自宅の電話番号は知らないだろう」と笑って本気にしないでいると「電話帳に出ていたもん」と、正しい番号を告げた。

彼の車に乗るたびに、イヤリングや指輪を必ず忘れていく。シートの奥に押し込んであり、もし妻がいたら、きっと見つかるような場所だ。「わざと置いていってるとしか思えない」と彼は言う。

つきあいはじめてすぐ、彼が九州の学会に参加すると話したら、ホテルはどこかと聞く。なにげなく答えたら、学会の当日、彼女がそのホテルに現れた。

「飲み歩いて、遅くに部屋に帰ったら、メッセージランプがついている。フロントに聞いたら、お連れ様が、お部屋でお待ちだというんだよ。不気味？　いや、うれしかった。そんなことする女の子ははじめてだから、意外性があった。ぼくに会うより、九州一人旅が目的なんだろうと思ったし。そういう自立したオンナって、かっこいいじゃん？　でも、ぼくは明るく楽しい恋愛が好き。もてあましちゃってるのも確かなんだよなー。エリノちゃん、彼女は地雷女だと思う？」

彼は、アイコさんを好きな気持ちと、「深入りすると危険かもしれない」という予感、二つの感情に揺れ動いていた。

## 二七歳の女が不倫する理由

そんな予備知識を得てから会ったアイコさんは、冒頭で紹介したように、「早く結婚したい」と語ったのだ。その明るさに勇気を得て、私は「結婚願望が強いのに、どうして不倫するんですか?」とアイコさんに聞いてみた。

はじめは「もてないから」とくりかえしていたが、やがてポロッと「母にだけは知られたくないですね」という言葉が出てきた。その場では聞き流しておいて、電話がかかってきた彼が店の外に出ていったとき、もう一度、彼女に聞いてみた。どうして、お母さんには知られたくないの?

千葉県内に住む母は、アイコさんによれば「スーパーウーマン」。実家の経営する手芸店の支店をスーパーのテナントとして出店し、すべて切り盛りする一方で、家事も完璧にこなす。アイコさんと兄、高校教師の父に手作りのお弁当を用意し、洗たくや掃除も手抜きをしなかった。

「自分の人生にすごく自信を持ってる人。まわりをかきわけて前に出るのが好きで、負けずぎらい。私はお父さん似で、のんびりしてて、成績もあんまりよくなかった。それが歯がゆいみたいで、いつもせきたてられていた」

大学はどうでもよかったけれど、母は家庭教師をつけ、高校の担任にも相談して、大学進学のおぜんだてをととのえた。都内の、アイコさんによれば「だれでも入れる大学」にすすみ、卒業して受付の仕事についた。母は受付の仕事に不満で「どうして総合職をめざさないの」と責める。就職と同時に一人暮らししたいといったら、それは「ぜひそうしなさい。女だって、自立しなくちゃ幸せになれないんだから」と大歓迎した。

「母は『私は家事も完璧だ』って自分で言うけど、私と兄は、さびしい思いもした。晩ごはんは八時とか九時で、ごはんのときはテレビを消されちゃうから、友だちが、ごはん終わってからゆっくり見るような番組が見られない。兄は、結婚のときにひどく反対された。二五歳で、相手は同じ年の人。結婚退職するって聞いて、母は『専業主婦になりたいなんて、人生を投げちゃったみたいな人はやめなさい』とまで言った。じつはできちゃった結婚だったんで、しかたなく承知したけど、私には『子供を無計画に作っちゃ損する、気をつけなさい』としつこく言った」

アイコさんの口ぶりからは、母が自分の生き方を押しつけることに、反発しているらしいことがうかがえる。母への反発心が、彼女を既婚男性との恋愛に走らせる理由の一つなのだろうか。

「それは……あるかもしれない。母の考えは、すごく古いんですよ。家事は女の仕事だと思ってるし、すぐ『お父さんに聞きなさい』って言うし。母が私の不倫を知ったら、彼は殺されちゃうかもしれない」

## 両方の依存がからまりあって

依存症の取材をすすめる中で、親の期待に反するような行動が、じつは厳格な両親への「仕返し」だったというケースに、たくさん出会っている。「女性の自立」と「保守的な結婚観」をあわせもつ母親と、「結婚願望」と「既婚男性への執着」に揺れ動くアイコさんの姿には、かさなりあうものを感じる。

それにしても、彼は「自立したオンナってかっこいい」とか「明るく楽しい恋愛が好き」などと気楽なことを言っているが、彼女の行動は、すでに「恋愛依存症」と呼ぶべき段階になってはいないか。ふらふらと女性に声をかけてまわる彼自身、地方でマンション経営していて開業の資金も出してくれた両親から自立できずにおり、恋愛に依存している面があると私は感じている。

彼と私の同級生の妻にとって、彼の浮気が、ドメスティック・バイオレンス（ＤＶ）に依存している夫婦の「暴力」に該当していたと思う。彼が浮気をはじめる「緊張期」があり、ばれて別れる、別れないと騒動になる「爆発期」があり、彼が女性と別れたあとは「ハネムーン期」がくる。

いや、彼の行動は肉体的な暴力こそ伴わないが、妻の心をひどく傷つけている点では、虐待の一種といえるかもしれない。

「彼の浮気が発覚するたびに、慎重なはずの同級生の妻はうろたえ、彼をなじり、私にまで愚痴をこぼした。彼のほうは、妻をなだめるために、週末旅行に出かけたり、指輪をプレゼントしたりする。彼の浮気が、夫婦のコミュニケーションの手段になっていたとも言える。彼と同級生がついに離婚したのは、爆発の衝撃が大きすぎて、ハネムーン期にたどりつけなかったからかもしれない。

恋愛に依存しがちな彼とアイコさんは、出会うべくして出会ってしまったと言えばよいだろうか。「いきなり九州のホテルに現れる」、それを実行するアイコさんには、片思いに夢中のツキコさんが、八王子まで出かけていったのと、共通するものを感じる。それを「かっこいい」と評価する彼は、つまり、自立した女性ならば、自分が責任を負わずにすむと思っているのだろう。

妻や恋人を傷つけていることに無自覚な彼は、妻への暴力を「愛情」と正当化するDV夫と似ている。ちなみにDVは、暴力に依存するという意味で依存症の一つだとみる専門家もいる。

## 不倫カップルの行く末

幸いなことに……と私は思ったが、それから一ヵ月たたないうちに、彼はアイコさんにふられた。「あれから、やっぱり本気になってしまって、彼女んちによく泊まるようになってたんだ」という。どの女性とも、会うのはホテルと決めていたはずだ。彼も、それなりの覚悟をしたのかもしれない。

「離婚したのを言ってないのが、負い目みたいな気がしてきてた。朝、帰ろうとしたら『はなれたくない』って、急に泣き出した。そこまで追い詰めて申しわけないと思い、つい、『実はとっくに離婚してる』と言ってしまった」

アイコさんは、すごい形相になって「うそつき！」とわめきたてながら、そこらにあったグラスや、脱いだ服、クッションなどを手当りしだいに彼に投げつけてきたという。アイコさんの言葉を、彼の話から再現するとこうなる。

「奥さんのいる人を好きになったことで、自分はとても悩み、苦しんだ。それがうそだと知った今、じゃあ、あの苦しみはなんだったのかと、全身の力が抜けてしまった。もう、顔を見るのもいやだ。二度と電話しないで！」

その言葉を聞いた彼は「申しわけないような、ホッとしたような……。とにかく、もうオンナはこりごりだと思った」。その後、彼のケータイ電話と自宅に、彼女からではと思える無言電話がたびたびあった。かかってくるのは、夜と昼休みの時間帯だ。アイコさんの職場では、昼休みに受付が無人にならないよう、一週間交代でランチタイムの時間をずらす。無言電話の時間帯も一週間交代でかわるのだという。

「ヨリをもどしたいというなら、ちゃんと電話してくるはず。いやがらせとしか思えない。

それも『こりごり』につながった」

彼の話や行動から推測すると、彼の心の動きはこんな具合になるだろう。

「つい深入りしてしまい、彼女を傷つけてしまったのは申しわけない。でも、感情の爆発ぶりや、執着心を見てしまったおかげで目がさめた。〝明るく楽しい恋愛〟がモットーだったけれど、ぼくには重石が必要なんだ。これからは、不安定な恋愛ではなく、きちんとした関係を築きたい」

彼のそんな本音に気づいたとき、私はイヤーな気分になった。まるで、アイコさんは、彼が「真実の愛」にたどりつくまでの踏み石みたいではないか。しかしアイコさんにとっても、「恋愛に依存しがちな不倫カップル」を続けるよりマシかもしれない。

## 男の勝手な合理づけ

それから半年ほどのあいだに無言電話はだんだん減っていったそうで、彼は、元の妻と、また同居をはじめた。じきに籍ももどし、一年ほどが平穏にすぎた。

ところが、彼は今、またアイコさんと連絡をとっているという。

「寝たりはしないよ。食事するだけ。彼女は受付からはずれて、総務にうつったんだ。かえってホッとしたみたいで、けっこう落ち着いてるよ。でも、相変わらず不倫しててさ。かわいそうだし、責任も感じるし、ときどき相談に乗ってるんだ」

彼と妻との「ハネムーン期」はもう終わったのだろうか。あるいは、彼が妻と平穏に暮らしているかに見える状態は、じつは彼とアイコさんの不倫カップルにとっての「爆発期」で、この先、ふたたび不倫カップルには「ハネムーン期」がおとずれるのだろうか。

私は、彼に私の感じている危惧を話した。彼の浮気が、DVと似ていること、DVは依存症の一種だとも言える、彼が、「ハネムーン期」にあるほうの女性を交互に渡り歩いていることが、子供たちに大きな影響を与えるであろうことを。

「ずっと年上の既婚者と恋愛しようという女性は、そもそも恋愛依存症体質なんだから。『明るく楽しい恋愛』なんて、できるわけがない」

彼はハッとした表情で「そうか。不倫につきあってくれる女の子は、みんな地雷なのか」とつぶやいた。「アイコさんとはもう会わない。電話もしない」と、彼は今は言っている。

# Ⅲ　酒とヤケ食いに溺れて……

## 結婚パーティで泥酔する

### どろーんとした目

ナツコさんは、いつ、どこで会っても、必ず酔っぱらっている人だ。

七、八年前に知り合ったときのナツコさんは、私の知人と結婚したばかりだったが、半年ももたずに、彼女は家を出て離婚した。お酒を飲めない体質の彼が「酒をやめさせようとして、きびしくしたから嫌われちゃったよ」と苦笑していたのを聞いたことがある。ぐでんぐでんに酔ってしまうナツコさんと、結婚したこと自体が不思議だったけれど、彼は「あれでも、かわいいところがあるんだよ」と言い、彼女が現れそうな場所に、すすんでやってくる。

そんなわけで、私もナツコさんと顔を合わせる機会がたびたびあった。だが、私は近づかず避けていた。そのだらしなさがきらいだった。

お酒の席に現れたナツコさんは、すでに酔っている。集まっている人たちが、ちょっぴり迷惑そうな表情をするのもかまわず、適当な席にどかっと座る。そして、メニューをじっくりながめて、いちばん安いお酒を見つけだし、ガブ飲みするのだ。

やがて、彼女がとなりあわせた見知らぬ客にからんだり、酔いつぶれて床で眠りこけたりすると、彼はすーっと近づいていく。そしてナツコさんをタクシーに乗せ、タクシー代も渡して家に帰らせる。

ナツコさんは当時三〇代になったばかりで、彼は一五歳も上だ。お父さんのような気持ちなのだろうか。驚いたことに、ナツコさんの住まいは、彼が所有するアパートの一室だ。家賃を払わずに住んでいると聞いて、私はナツコさんがいっそうきらいになった。

服装は「着たまま寝て、そのまままた出て来たんじゃないか」と思えるような、ヨレヨレのトレーナー。小柄なのに、たぷたぷと水太りしたような、しまりのない体つき。顔だちは、よく見たことがないからわからない。ただ、からむ相手を物色するように、周囲を見回していた目が、どろーんとにごっていたのをよくおぼえている。

そんな彼女は、どこから見ても「アルコール依存症」だ。いったい、どうやって生計を立てているのだろう。経歴も気になる。以下、何人かから聞いた話を総合してみよう。

## 両親とは没交渉のマネキン

仕事はデパートやスーパーで物品販売をする「マネキン」だが、毎日必ず仕事があるわけではない。飲食店や商店で短期間のアルバイトもする。ようするにフリーターのようなものだ。

四国の出身で、高校卒業後に上京し、駅のキオスクの販売員になった。はじめは正社員だったが、三年ほど勤めたあとで退職。

一年かけて東南アジア諸国を旅行し、帰国してからは、事務職についたり、マネキンをしたり。高校卒業後の上京は「長女なんだから家にいろ」という親の反対を押し切ってのことだった。一年間にわたる旅行も反対されての決行で、両親や妹とはほとんど没交渉だという。

お酒におぼれはじめたのは、アジアから帰国してしばらくたった、二〇代なかばごろらしい。噂によると、ある男性をめぐって、壮絶な恋愛ドラマが繰り広げられたそうだ。アジア諸国歴訪も、彼を追いかけてのことだったそうだ。

その男性を私はチラッと知っているが、顔と調子はいいけれど、お金と誠意はないタイプである。彼女をふくめて数人の女性とつきあいながら、奥さんと子供がちゃんといる。彼の家庭にのりこんだり、他の恋人たちとつかみあいのケンカをしたりする中で、お酒にとりこまれていったらしい。

ナツコさんと知り合って間もないころ、私がナツコさんを「避けたい」と思う気持ちが、決定的に「軽蔑」へと変わる事件があった。

## 「お祝いじゃん。飲まないと」

私の友だちが、レストランを借り切って結婚パーティを開いた。会費制のビュッフェスタイルだったが、新郎新婦の両親や親族は、留袖やモーニングをきちんと着ている。私の知った顔は一〇人ほど来ており、男性はスーツにネクタイ、女性はスーツやドレス。私も、訪問着につづれ織の帯の盛装だ。

大学の同級生どうしの結婚だから、ゼミの教授のスピーチもあり、乾杯の発声は職場の上司がするという。パーティの始まる前の、なごやかなさざめきの中で、式次第を噂しあっているところに、ナツコさんが現れた。

彼女が会場に入ってきたとたん、みんながいっせいにふりむいた。ヨレヨレのTシャツ、薄汚れたGジャン。色気もそっけもない、折り目のついていないベージュのパンツ。髪はだらしなく伸びたロング。重そうな体を、安物のスニーカーがどすっ、どすっと運んでいる。

しかも、彼女は、すでに酔っぱらっていた。顔見知りの一団を見つけると、大声で「あーっ、来てたー」と叫び、近づいてきた。その一団の中にいた私は、人の目が集中するのを感じて、うんざりした。彼女は、テーブルの上に置いてあるビールを手にして「飲もうよ」という。

その日、彼女の元夫は来ていなかった。べつの男性が「乾杯がすんでからにしなよ」と言うと、彼女は「えーっ、お祝いじゃん。飲もうよ」と、自分だけグラスに注いで飲んだ。司会者があいさつして、スピーチが始まったけれど、彼女は、式次第を無視して、「本当に結婚するなんて、えらいねー」なんて、しゃべり続けている。顔見知りが「シーッ」とか、「だまってなよ」とか言うと、しばらくはおとなしくするが、じきに、また声が大きくなる。私は、彼女を外に連れ出すことにした。新郎新婦への友情からである。

「ねえ、外の空気を吸いにいかない？」

「なんで。行きたくないよ」

ナツコさんがこっちに向けた目を見て、私はたじろいだ。にごった瞳が、ぎらぎらと底光りしている。大きな目をくわっと見開いているから迫力がある。化粧してない肌には吹き出物がいっぱい。唇が濡れている。

私は、言葉を失って、ナツコさんの目をじっと見つめた。こんなに不気味な目の色を見たのははじめてだ。彼女も、私の目をじっと見つめる。にらみあうような状態になってしまった。お酒臭いような、汗臭いようなにおいがただよう。見たくないのに、視線がはずせない。

そのまま何秒が過ぎただろうか。雰囲気を察した知人の男性が、ナツコさんの肩をたたいて「トイレに行ってこいよ。ビール飲んだから、たまってるだろ」と軽く言った。それをきっかけに、ナツコさんは、ふいっと背を向けて出ていった。

スピーチが終わり、乾杯も終わり、座がだいぶほぐれたころになって、ナツコさんは戻ってきた。ウイスキーの水割りをすいっ、すいっと空にしていく彼女から、私はなるべく遠ざかっていた。

酔っぱらうべきでない場所でも、お酒を飲みたい気持ちをおさえられないなんて。ナツコさんの意志の弱さを軽蔑した。

それからも、ナツコさんとはたびたび顔を合わせる機会があった。でも、そばに寄りたくない。会いはするけれど、半径五メートル以内には寄らない。そんな関係をつづけているうちに、彼女の元夫とも、なんとはなしに疎遠になり、顔を合わせることもなくなった。

## 酔っていない彼女の姿

それから二年ほど過ぎたころ、私は大きな公園で、知人の絵の個展の、オープニングパーティの始まりを待っていた。噴水や散歩道が整備され、木のベンチが並んでいる。その一つにすわり、持参した本を読み始めた。するとそこに、ナツコさんが現れて「あれ、いたの」と言いながら、ニンマリと笑った。

私は、お尻をずらして、彼女がすわるスペースを作った。久しぶりに見た彼女は、酔っていない様子だったからだ。結婚パーティでの、不気味な目とはまったくちがう。緊張をといて、おだやかになごんだ表情だ。目の色も、ふつうに黒くて澄んでいる。

彼女と話をしようと思ったのには、もうひとつ、さらに大きな理由がある。この数年の間に、私の中では、大きな変化が起きていたのだ。

私が買い物依存症におちいっていたことがあると、すでに書いた。しかし、渦中にあった当時は、その自覚がなかった。ナツコさんとはじめて会ったのは、すでに立ち直って数年がたっていた時期にあたる。そのときも、まだ私には自覚がなかった。「バカみたいに買い物をくりかえしていた、おろかな時期」として、無意識のうちに忘れようとしていた。

しかし、ナツコさんと会わずにいる間に、私は「あれは買い物依存症だったのではないか」と思うようになり、依存症についてぽつぽつと取材をはじめていた。その過程で、吉永陽子医師の口から、こんな言葉が飛び出したのである。

「アルコール依存症も、買い物依存症も、依存する対象がちがうだけで、心のメカニズムは同じなんですよ」

そのとたん、私はナツコさんを思い浮かべていた。え！　彼女と私が同じですって？　まさか。私はあんなに意志が弱くない！

すぐには受け入れられなかったが、依存症についての理解が深まるうちに、たしかにそうだとわかってきた。逆の言い方をすれば、意志の力でコントロールできている間は依存症ではない。それにつれてナツコさんの行動は「しかたがないんだ」と、考えられるようになってきた。

お酒を飲みすぎるのも、買い物しすぎるのも、本人の意志が弱いのではなく、「病気だから」。風邪をひいたために、場所をかまわずセキやクシャミが出るようなものなのだ。

そんなふうにナツコさんへの感情が変化していたところに、目もとをなごませた彼女が現れたのだ。まさにグッドタイミング。公園のベンチにナツコさんと並んですわり、私は心が浮き立つのを感じていた。プリントのはげたTシャツに汚れたスニーカー、大きなコットンの袋というスタイルは相変わらずだけど、髪にはちゃんと櫛がはいっている。酒のにおいもない。

「久しぶりだね」

「うん」

彼女はうなずきながら、袋の中からプラスチック容器をとりだした。広辞苑ぐらいの大きさの中に、ぷっくりしたおいしそうな枝豆がいっぱいつまっている。

「オープニングパーティに差し入れ。知り合いの農家に送ってもらったんだ。今日のパーティに合わせて収穫したって。ちょっと味見しない？　もう一箱持って来てるから」

丸々と太った枝豆をひとつかみくれた。

「おいしい！」

私が思わず声をあげると、ナツコさんは、いたずらっぽい笑顔になった。歯ぐきが見えて、あどけなく見える。元夫が言っていた「かわいいところもある」とは、こんな表情をしたときのことだろうか。

## 三〇分でロング缶二本半

私は、ナツコさんのあれこれを、せんさくする気を捨てた。女二人、公園でのんびり枝豆を食べる、なんかいい感じ。初夏の夕暮れどき、日が落ちてブルーがかった薄墨色の空がきれいだ。噴水のライトアップも始まった。涼しい風がすーっと吹き抜けていく。手の中には、手間のかかったおいしい枝豆。……こう役者がそろうと、ビールが欲しくなってくる。

「なんか飲む？　どうせ、あとで飲むんだし、ちょっと早く始めてもいいよね」

ナツコさんに言われて、素直にうなずいた。すぐ近くのコンビニで、三五〇ミリリットルの缶ビールを、私は一本、彼女は二本手にした。ビールの本数にちらりと不安を感じたが、ナツコさんは「たまにはおごらせてよ」と言い、私の持った缶ビールをレジへさらっていった。その気持ちがうれしかった。

公園にもどって乾杯した。噴水の照明の色が変わるのに歓声をあげたり、枝豆についての情報交換をしたり。私が一本目を半分ほど飲み、ナツコさんが二本目にとりかかったころ、やはり早く着いてしまったらしい数人が、「ああ、いたいた」と、酒屋のビニール袋をさげて現れた。

枝豆を食べすぎないように気をつけながら、近況報告などしあう。ふと見ると、ナツコさんは、ビールを飲み終え、缶をギュッとつぶしているところだった。さっき買ったのとはちがう銘柄だし、五〇〇ミリリットルのロング缶だ。現れた数人が持ってきたのをもらったのか。ということは、ビールを買ってきてからほんの三〇分ほどの間に、一二〇〇ミリリットルを飲み干したことになる。私は急に不安になった。

　私と反対側に顔を向けているナツコさんに、声をかけた。

「ナツコさん、そろそろ行こうか」

　私の呼びかけにこたえて、ナツコさんがゆっくりとこっちを見た。

　まるで、ホラー映画を見ているようだった。ナツコさんの表情が、さっきとは別人だ。澄んでいたはずの目が、ドロリとにごっている。なごんでいた目もとの筋肉が、今はギューッと緊張して、つりあがって見える。ビールの泡がついたくちびるが、ゆっくりと開いた。

「うん、行こう」

　オープニングパーティで、ナツコさんはすぐに泥酔した。鏡開きした一斗樽に、自分の使っているコップを直接つっこんで、まわりから「やめろ！」「きたない！」と怒鳴られていた。展示してある絵にぶつかりそうになり、周囲の人に抱きとめられていた。

　私は今、あのときの彼女と「乾杯」したことに、苦い後悔をおぼえている。ナツコさんは、「お酒と上手につきあえない人」だ。「とことんまで飲む」か「まったく飲まない」かのどちらかで、そのまんなかの「ほどほどに飲む」ことはできないのだ。泥酔している彼女が嫌いならば、いっしょにお酒を飲むべきではなかった。

吉永医師に彼女の話をしたら、「首に縄をつけてでも、病院にひっぱっていく段階じゃないの？　入院治療が必要だし、治療しても治らないかもしれないね」という。

私は、彼女を病院にひっぱっていく役割を果たすべきだろうか？　さまざまな困難と、不愉快な場面が待ち受けていることだろう。私には、そこまで彼女を引き受ける力はない。たぶんアルコール依存症だっただろうと思われる友人が、ビルからとびおりて亡くなった経験が、私をおくびょうにしている。中途半端な介入は、事態をかえって悪化させるのだ。

「飲んでいるときの彼女を責め立てて、これ以上、アルコール依存に追いやるようなことはしない」

「いっしょにお酒は飲まない」

この二つだけは守ろうと決めている。

## 「黄信号」が表に出る依存症

さて、ナツコさんは今まで紹介してきた他のケースとは、微妙にちがう。

ナツコさんの依存症は「わかりやすい」。ナツコさんの異常な行動は、お酒のせいだと、一見してわかる。

「朝、起きると同時に、枕もとに置きっぱなしの一升びんから日本酒を飲む」

「酔うと人格がガラッと変わり、上司をなぐったりする。なのに、翌日はおぼえていない」

「ゆうべのお酒のせいで、朝、起きられないことが多い。無断欠勤が続いてクビになった」

ここまでくれば「赤信号」だと、だれもが思う。家族がこんな状態になれば、病院にひっぱっていこうと考えるだろうし、本人も依存症の自覚がなくても「お酒を飲みすぎて、マズイことをしてしまった」と感じるだろう。

身体も「二日酔い」や「胃が悪くなる」など警告を発してくれる。お酒を飲みすぎれば、消化器や肝臓に負担がかかる。二日酔いという「飲みすぎのサイン」もある。内科の不調をうったえて受診した人が、実はアルコール依存症だったというケースは、治療の現場によくあることだという。

薬物依存症にも、さまざまな「黄信号」がともる。

二〇代の前半に、薬物依存症に苦しんだ経験があるという三〇代の男性に話を聞いた。絵かき仲間から分けてもらったというヘロインのとりこになったのだが、彼が言うには「二ヵ月めぐらいから、モノが食えなくなる」のだ。無理にごはんを食べると、吐いてしまう。体がどんどんやせていく。せめて、水分で栄養をとろうと考え、水やお茶をやめてジュースを飲んだ。ほぼ同時に歯も抜けはじめ、一年で前歯が全部なくなってしまったそうだ。

そんな「黄信号」に気づきながらも、心に深い闇をかかえていた彼は、なかなかやめることができなかった。歯はさらに抜け、骨ももろくなるのか、ベッドから降りて床に足をついたら、かかとの骨が折れたそうだ。

飲めるジュースの種類が限られてきて、オレンジのように酸味があるジュースは吐いてしまう。ひどい依存を脱するまでの約二年間は「桃のジュースだけで生きていた」。吐きかたも「歩いているときに、まえぶれなしで、口からいきなりブーッと吹き出る。電車の中で、何度吐いたことか」。

絵かきの仲間は、あまりにも痩せた彼の姿におどろいて「死んじゃうぞ」と心配した。家族に連絡がとられ、半年の入院を経て、どうにか立ち直った。

大麻の吸引で逮捕された知人の裁判にかかわって、弁護士に会ったり、拘置所で面会したりしたことがある。拘置所での厳重な手続きには、「彼が別世界にいってしまった」と実感させられた。裁判所で、腰に縄をうたれ、手錠をかけられて現れた姿はショックだった。

お金もかかる。弁護士の着手金が三〇万。家族は拘置所内での副食代や本代もさしいれしなくてはならない。仕事はクビになり、彼の妻子は実家に避難したが、執行猶予がついて出所するとすぐ、離婚してしまった。

言わば「古典的な依存症」であるアルコールや薬物は、それらに「はまりすぎている」というだけで、周囲から問題視され、身体も悲鳴をあげる。生活の質を破壊する力が大きいだけに、表に現れやすいのだ。

## 表に出にくい依存症

それに比べ、買い物、仕事、恋愛といった、新しいタイプの依存症は、依存の対象が人生に欠かせないことだったり、基本的に「いいこと」とされている内容だったりする。だから、表に出にくい。若い世代に自傷行為が広がっているのも、それが「かっこいい」とさえ考えられる風潮が背景にある。

仕事のしすぎが「ワーカホリック」という心の病につながるという知識は、多くの人が持っている。買い物しすぎる女性が、浪費家やわがままではなく「買い物依存症かもしれない」ことも、広く知られてきた。でも現実の女性を前にして「じゃあ、この人はどっち？」と考えても、なかなか答えは出ない。百円ショップで大量の買い物をしている女性は、「やりくり上手の主婦」なのか、それとも「買わないと後悔するだろうという焦りから、やたらに買いこむ買い物依存症」なのか。

私の場合は、衝動買いしたあと、買ったものを楽しめるうちは「ストレス発散」だった。しかし、買い物のあとで「また買ってしまった」と後悔し、買ったものを見るのもいやになったという状態は、買い物依存症そのものだった。

対象へののめりこみが、心理的、身体的、社会的に悪影響をおよぼしているのに、それでも「せずにいられない」→「なしではいられない」と追い詰められた気持ちになって、さらにのめりこむ。それでいて、はげしく後悔し、その後悔が、また依存に追いやるという悪循環が、依存症の正体だ。もっと簡単に言うと、「そののめりこみによって、本人が苦しんでいるなら依存症」である。

となると、次のケースはどうか。「私は通販の買い物依存症」と明るく語る、五〇代のタツミさんだ。

複数の通信販売のカタログを広げながら、テレビの通信販売専門チャンネルを見るという状態で、一日一回は、必ず何かを買うという。

「安い包丁を買う日もあるし、数万の指輪を買うこともあるし……。月に三〇万前後かしら」

アクセサリーや健康器具、ガーデニンググッズが中心だが、届くころには興味を失っているので、大半は梱包をあけもしないそうだ。でも、彼女は金持ちである。親から相続した地方都市の郊外にある八〇〇坪の雑木林を、大駐車場をそなえたスーパーマーケットやレストランなどの複合施設の一部にして、数年前から、三〇年契約で貸している。月に数十万の賃貸料が入るうえに、生活は会社員である夫の収入でまかなえる。家は持ち家で、隣接する土地を駐車場で貸してもいる。二人の息子はそれぞれ独立し、結婚して持ち家にすむ。家も広い。二階にある四部屋のうち、二部屋は「通販で買ったものの置き場」になっており、息子たちの奥さんや、孫が、適当に持っていくという。

そんな彼女は、依存しがちではあるが、「買い物依存症」とは言えない。買ってしまったことに後悔して自分を責めたり、気が沈んだり、所得の範囲をこえて買いすぎ、生活に支障をきたして困ったりするようになって、はじめて、彼女の買い物は「問題」となり、依存症の可能性が出てくるわけだ。

このわかりにくさが、新しい依存症の「おそろしさ」だ。

しかも、お酒や薬物、ギャンブルは「なくても生きていける」。しかし、買い物、仕事、セックスは「ないと生きていけない」。お酒を飲み、薬物を常用するには、お金も、手に入れる手間もかかるが、リストカットならカッター一本あればできる。

薬物の違法性や、ギャンブル場にただよう独特のムードは、私たちに「ハードルが高い」と感じさせるが、恋愛や、ケータイへの熱中には、そもそもハードルがない。いったん買い物にはまれば、お金がなくても、テレビやパソコンの前にすわったまま、二四時間買い物ができる。

身近で手軽な楽しみや生活に必要なものが、ひとつまちがえれば私たちを依存症に追いつめるのだ。

## 「依存症の正体」――習慣づけ

しかし、いくら「境界線が引きにくい」とは言っても、それが原因で友人を失ったり、健康をそこねたりすれば、異常に気づきそうなものだ。なのになぜ、途中で〝もどってこれない〟のか。

その答えの一つとして、私は「いったん身に付いた習慣やクセをやめるのは、意外にむずかしいから」という点をあげたい。

吉野家で牛丼を食べながら、ほかのお客さんがオーダーするのを見ていると、「いつものメニュー」が決まっているらしい人が多い。私の隣にすわった熟年男性は、カウンターにすわるなりスポーツ新聞を広げながら、メニューなどチラリとも見ずに「大盛り、味噌汁」と言う。目は新聞に釘付けなのに、右手はカウンターの前の冷蔵ケースにのびて、おしんこの小皿をとりだしている。

今、店に入ってきた若い男性は、ドアをあけるなり「並、生卵、タマネギ少なく」と店員に告げてから、私の向かいにすわった。同時に紅生姜のガラスケースをあけて待機し、牛丼がくると同時に、大量の紅生姜をドサッとかけた。

「いつものメニュー」が決まっている彼らに、大盛りや卵などのオプションなし、ツユやタマネギの量も標準どおりの牛丼を出したら、「なんか物足りない」と思うだろう。食べ終わって満腹になっても、心はまだ物足りないかもしれない。

長年の飲酒で肝臓がダメージを受けたため、一ヵ月間の禁酒をこころみた知人がいる。四〇代なかばの会社員である彼は、残念ながら、二三日目で挫折してしまったという。私は

「二三日ぶりのお酒は、さぞおいしかっただろうな」と思い、どこで何を飲んだのか聞いてみた。すると、答えは「いやー、無意識のうちに飲んじゃったんだよ」。

彼の会社から一〇分ほどの場所に、おいしいギョーザを出すラーメン屋さんがある。好きなチームの野球があるのに、ナイターの放映までに家に帰れないとなると、彼はそこでナイターを見て、ビールとギョーザを食べ、ラーメンでしめくるという。その二三日目、彼は例によって、ナイターを見るつもりで店に向かった。

店に着くと、ナイターはすでに始まっている。画面に目を奪われながら、オーダーをすませた。

「いつもの習慣で、つい、ビールとギョーザ、って言ったらしいんだ。スラッと口から出ちゃったんだな。ビールをぐーっと飲んでから『アッ、禁酒中だった!』と気づいたんだ」

つい一杯のあとは、たちまち以前と同じ酒量にもどったという。もっとも、二三日間禁酒できたことで自信がつき、「二、三ヵ月おきに、まったく飲まない一週間を作っている」というから、無駄ではなかったようだが。

人間というものは、いったん習慣がつくと、なかなかやめられないようにできているらしい。コーヒーに砂糖を二杯入れる人は、一杯だけにすると、物足りなく思う。お風呂に入浴剤をいれる習慣がつくと、まっさらなお湯のお風呂がつまらなく感じられる。新聞のすみにある四コマ漫画が休載になると、なんとなく物足りなく思う。

牛丼のオプションや、入浴剤でさえ、クセになれば「ないと物足りない」という存在になりうる。お酒やタバコ、薬物はもちろん、買い物、電話、ケータイ、食事、仕事、恋愛にも、私たちをとりこにする習慣性が生じるのは不思議ではない。

## 悪循環と認知のゆがみ

まわりからみると、明らかに「やりすぎ」なのに、本人は気づかぬまま、のめりこんで依存症におちいっていく。

途中でもどってこれない理由の二つめは「認知のゆがみ」である。

ある対象に出会ってから、依存を深め、依存症におちいるまでには、ある程度の期間が必要だ。たとえば、お酒をはじめて飲んだ翌日に、もうアルコール依存症におちいることはない。キノコや山菜をとる人たちが、山奥に入り込みすぎて、遭難することがある。出発地からずいぶん遠くに来ているのに、目の前の獲物に夢中になっているからわからない。

依存症の場合も、本人にとっては、依存の対象とのつきあいは「はじめて出会ったとき」から「依存している状態」に至るまで、とぎれなく連続している。じっくり時間をかけて、その対象にのめりこんできたから「遠くに来ていることに気づかない」。

対象にのめりこんでいく過程では、ふと周囲をみまわしたり、自分の姿を客観的にながめたりする余裕が失われる。自分が遠くに来ていることに気がつかないから、たとえば拒食症の患者は「体重が三〇キロしかないのに、もっと痩せたいと本気で思う」。買い物依存症におちいった人は、「使いもしないバッグをたくさん買いこみ、食費にも事欠いているのに、自分の異常さに気づかない」。それが、依存症における「認知のゆがみ」である。

認知のゆがみから「思わぬほど遠くに来てしまった」という状態には、新たな問題が生じる。拒食症ならば、痩せすぎた体は家族にパニックを起こさせるだろう。家族内に、新たな波風が立つのだ。仕事に依存して家族をかえりみなければ、「がんばりすぎているのにうまくいかない仕事」のほかに、「仕事をしすぎると非難する家族との対立」という問題まで、かかえこむはめになる。

お金の問題も大きい。買い物依存症はもちろん、過食すれば食費が、お酒を飲みすぎれば酒代がかかる。

お金がなければ、行動範囲がせばまる。友だちに誘われても出かけられず、読みたい本、みたい映画にも気軽に手が出ない。「友だちとの気軽なおしゃべり」は、依存症の予防にとても有効で、たとえば「話しているうちに、気持ちの整理がついた」「自分の本当の気持ちがわかった」とか、「友だちにそれはおかしいよと指摘されて、ハッと気づいた」などの経験は、だれしもあると思う。依存症の副産物「お金がない」は、立ち直りの機会をうばう。

さらには「お金がないという状態」にコンプレックスを感じることで、投げやりや、自暴自棄になりかねない。

私の場合は、もともとあった「仕事の悩み」に加えて、「家賃が払えない」「ランチ代にも事欠く」「欲しい本が買えない」「次のボーナスをあてこんで買い物してしまったから、会社を辞められない」などの問題を抱えこんだ。

週末に、一人きりで部屋で「どうしよう……」と考えこんでいると、たまらなく不安になっていく。友だちに会いたくてもお金はない。お金のかからない娯楽もたくさんあるが、新しい気晴らしを見つけ出すような、心のゆとりはなかった。

「買い物のせいで、ストレスを感じている。そのストレスを発散するため、さらに買い物をくりかえす。そんな自分が情けなくて自暴自棄になり、また買い物をする」

気がつくと、こんな悪循環にとりこまれていた。当時の自分の姿を思い浮かべてみると、「アンバランスだっただろうな」と自分でも思う。美容院にいくお金がないから、髪は伸びすぎたロング。服にかけるお金と元気もないため、流行遅れの質の悪い服を着て、バッグと靴だけはブランド品。うつろな表情をしながら「私は仕事に生きる!」と口走る。そんな状態では、友だちなどできず、恋もできない。

依存症は、さまざまな要因をすべて吸い寄せ、ブラックホールのように巨大化していく。ナツコさんも、私も、すべての依存症の女性たちが、同じ経験をしているはずだ。

# 女がヤケ食いする裏側

## 食べて、飲んで、おしまい

依存症の取材を続けているのを知った知人が、「自分の経験を話してもいいっていう知り合いがいるんだけど」と、紹介してくれたナミさんは、見た目からはわからない「もう一人の私」を抱えていた。

小柄で細い人だった。目が細くて、鼻はちんまり小さく、唇は薄い。ちょっと前なら「不美人」と言われたかもしれないが、個性をじょうずに生かしたメークで、現代的でかわいらしい印象を受ける。服装は、コーデュロイのジャケットとスカートの組み合わせ。彼女に会う前に通りかかった、ブティックのマネキン人形が着ていた服装と似ている。しっかり流行をとりいれているものの、強烈な個性は感じられない。

ナミさんは二五歳、中規模のメーカーに勤めるOLだ。都内の自宅から四年制の女子大に通っていたころ、会社役員の父が、地方に住む自分の両親をひきとるつもりで二世帯住宅に改築した。が、祖父母は「やっぱり東京は暮らしにくい」と、半年ほどでもとの住まいに帰っていった。

玄関も別で、ミニキッチンからトイレ、お風呂もそろった二階部分を、今はナミさんが使っている。家賃として月に三万円を払うが、光熱費は親まかせ。専業主婦の母の作った食事をとり、洗たく物も両親のランドリーボックスに入れておけば、アイロンまで当てて返してくれるという。

両親と住んでいるOLは、一人暮らしOLの自由さをうらやましがる。一方、一人暮らしOLは、親がかりOLのおこづかいの額にため息をつく。ナミさんは、両親の家にいるメリットと、一人暮らしの気楽さ、両方を手にするうらやましい存在だ。メーカーの営業部では補助的な仕事が多く、手取りで月に二〇万に満たない収入だというが、生活費が月三万ですむなら充分だろう。

一人暮らしの部屋の、家賃の支払いに四苦八苦しながら「そのかわり、自由が手に入るんだもん」と自分に言い聞かせてきた私は、やっかみをこめて言った。

「じゃあ、貯金ができますね」

ナミさんは「まさか」と答えた。

「食べて、飲んで、おしまいですよ」

ナミさんの「食べる」は、たしかに、尋常な量ではない。「いちばん最近に、たっぷり食べたときって、どんな感じでしたか?」と聞くと、こんな答えがかえってきた。

「仕事の帰りに、デパートの食品売場で三〇〇〇円のケーキを丸ごと買った。両親といっしょにふつうに夕食をすませたあと、一人でケーキを食べ尽くした。そのあとコンビニにいって、シュークリームを三つか四つと、冷凍食品のピザを二枚と、おむすび一コ。それからウーロン茶のペットボトル三本」

それだけの量を彼女は一晩で食べ尽くす。なのに細いのは、すべて吐いてしまうからだ。

## 「吐きダコ」ができる

その状況から察すると、ナミさんは、「過食」という行為に依存しているのだろう。過食症、拒食症は、表裏一体なので、まとめて「摂食障害」と呼ばれる。食べ物に関連する行為にのめりこむ、「依存症」の一つである。ちなみに、彼女のいう「飲む」とは、ウーロン茶など、カロリーのない飲み物のこと。べつの取材で聞いた話によると「水分をたっぷりとったほうが、吐きやすいから」だそうだ。

話がすすむうちに、私の頭の中には、さまざまな「知りたいこと」がわいてくる。原因は？　いつから？　生い立ちは？

しかし、ナミさんは、私の質問にちっとも答えてくれない。

「ご両親のほかにご家族は？」

「家庭に問題はないです。トラウマもないです。姉がいますけど、結婚して専業主婦やってて、仲もいいですよ」

「きっかけはなんだったんですか？」

「なんとなく……」

「いつぐらいから？」

「忘れました」

答える気などないと言いたげな、そっけない返答だ。あれこれせんさくされるのを、避けているようにも感じられる。お互いに時間をやりくりして、ナミさんの会社に近い赤坂のホテルのカフェで会ったのに、これでは時間のムダではないか。どこをどう責めれば、本音を語ってくれるんだろう。

次の質問を出しあぐねて、私はコーヒーを飲んだ。と、ナミさんが、こころもち体を乗り出すようにして言った。

「ちょっと聞きたいんですけど。拒食症で死んじゃう人っていますよね。私はしっかり食べてるし、ちがいますよね」

過食症と拒食症が表裏一体であるという話をしてから「歯はだいじょうぶですか？　吐くとき、胃酸もいっしょに出ますよね。そうすると、酸で歯がやられて、ボロボロになっちゃうことがあるらしいですよ」と付け加えた。

「今はなんともないです。でも、そうなんですか……」

「吐くときに手を口に入れてると、歯で手の甲に傷がついて、『吐きダコ』ができちゃうこともあるらしいですよ」

ナミさんは、右手を、サッとテーブルの下に隠した。思い当たるのだろうか。

「もしかして、過食症について知りたくて、いらっしゃったんですか」

ナミさんは、私から視線をそらして、横を向いた。私は「イエス」という意味だととらえて、手帳をとりだした。吉永陽子医師が勤務している病院の名前をメモして彼女に渡す。

「もし、気になるなら、専門家に助けを求めたほうがラクですよ。私も、電話は二四時間オープン、メールもOKですよ」

ナミさんは、首をかしげて、否認する姿勢をとった。

「でも、こんなの普通じゃないですかぁ？　芸能人とかも、やってるっていうじゃないですか。まわりに、『私、やってる』って子がいますよ。すごいことじゃないですよ。理想体重になったらやめればいいんだし」

そんな言い訳をしながらも、ナミさんはメモを手帳にはさんだ。ナミさんは、過食して嘔吐するという行為が、けっして「普通」ではないと、うすうす感じはじめているらしい。

## 食べ放題の裏側

ナミさんは、過食して嘔吐する行為を「だって普通じゃないですかぁ？」と言った。その言葉を裏づけるようなケースは、あちこちで見聞きする。

食べ放題のレストランで、トイレに行ったら、個室の中でウェッ、オェッと吐いている音が聞こえてきたことがある。昼間だし、お酒を飲むような雰囲気の店ではない。出てきたのは、二〇歳そこそこの女性だった。

髪をとかすふりして観察している私から、顔をそらすようにして、手を洗い始めた。金色に近い髪をだらりと垂れ下がらせて、時間をかけて洗っている。おっぱいが見えそうなタンクトップに、ずるりと長いスカート。専門学校生かフリーター風のいでたちだ。ルイ・ヴィトンのリュックから、水のペットボトルを出して、うがいした。はげた唇をかきなおして、私をチラッと見て出ていった。

あとで、店内で彼女を見つけた。同世代女性ばかり三人のグループだ。さっきの彼女は、スパゲティミートソースを山盛りにして口に運んでいる。食べ放題だから、がんばって食べているんだろうか。それとも……？

もう一人、こんな女性との出会いもあった。

カオリさんは、あるコンサートに行ったとき、知人の女性が連れてきた友だちだ。終了後に数人で食事にいったら、知人がカオリさんをそっと示して「過食症だったことがあるみたいよ。聞いてみたら？」という。

カオリさんに「女性の生き方全般について取材しているので、とりあえず会ってお話をうかがいたい」とお願いして、数日後、家に帰るのに都合がいいという池袋のホテルの喫茶室で、サンドイッチを食べながら話を聞いた。

仕事や家族の話をひとわたり聞いてから、私はちょっぴりいずまいを正して「食べすぎちゃう癖があったと聞いたんですけど」と切り出した。

もし、話してくれる気があるなら聞きたい。でも、気がすすまないならかまわない。どの雑誌の何月号に発表するといった目的があるわけではなく、私の胸の中でじっくり発酵させるつもりだ。書くとしても、本人が特定できるような書き方は絶対にしない。

カオリさんは「いいですよ」と小さくうなずいた。「うちの会社、ほかにもいたと思いますよ。みんな痩せたがってましたから」と応じる。

## 制服と恋人のためにダイエット

彼女が二三歳のころ、今から三年ほど前の話だ。短大を卒業して入社し、今も総務部に勤めているメーカーでは、女性社員だけ制服があった。冬のジャケットは紺無地でシンプルながら、足長に見えるデザインで評判がいい。問題は、そのほかの季節だった。春と秋は、長袖ブラウス、夏は半袖ブラウスの上にベストを重ねる。そのベストが、「みんな、痩せたがる」原因だったという。

「体型のちがいがハッキリ出ちゃうんですよ。もう残酷なぐらい、ハッキリと」

前面と背中は、厚手の紺無地だが、体の側面に当たる部分はサテンでできている。サテンの部分についているベルトでサイズを調節し、体にフィットさせる。厚手の部分の幅はみんな同じだから、数人並んだ女性たちの背中を見回して、サテンの幅を比べれば、だれがいちばん細いか、そうでないのはだれか、一目瞭然となるのである。

しかも、自分の背中は見ることができない。サテンの幅が広すぎて、ぶかっこうに見える同僚の背中を見ると、「自分もあんな感じではないか?」と気になってしまう。だれかが少しでも「痩せた」と感じられると、みんながいっせいに「ダイエットしたの?」「どうやって?」と、冗談めかしながら、真剣な目で聞く。

私は思わず言った。

「そういう制服って、一種のセクハラですよね」

カオリさんはうなずいた。

「男の人たちは、きっと体型を見比べて、楽しんでたと思う。絶対っ!」

身長は一五八センチだというが、私には、もうすこし背が高く感じられていた。小さな卵型の顔に、ちんまりと目鼻がととのい、あごがとがっている。顔立ちの印象から、実際よりスラリとして見えるのだろうか。体重を聞くと「それはちょっと」とてれ笑いをした。でも、見た感じでは、「きつめにできてる9号」が、ちょうど着られそうに見える。

当時も、今の体重とプラスマイナス二キロほどを上下しており、さして変動はないという。

数回目のダイエットのきっかけになったのは、新しい恋愛である。彼は、同じ会社の、ちがう部署の先輩だった。友だちと食事した帰りに、六本木の路上でバッタリ会った。二人だけでコーヒーを飲みに行き、そのあと、月に二、三回、さそいあって食事にいく関係がはじまった。偶然の出会いからほんの三ヵ月で、カオリさんは結婚を意識した。

「結婚願望は強いほうでしたから。家庭を作って落ち着きたかった」

一人暮らしのカオリさんのもとには、月に一度の割合で、茨城県で小さな薬局を経営する両親から宅配便がとどく。試供品のビタミン剤や、実家に届いていた同窓会の通知や、近所でもらったおみやげのおすそ分けなど、こまごまとしたものに加えて、夫婦で寄せ書きした手紙が入っている。いつもいっしょに仕事しているのに、休日にも二人でドライブに出かけるほど、仲がいい両親なのだという。

「あそこまで仲いいと、こっちも、めったに帰らなくてすむからいいですよ。お正月とかも、好きにすればって感じだから。家族はあと一人、姉が薬剤師やってて、両親の家から病院に通ってます」

東京の大学で学んだ姉が、自宅から通える病院に仕事を見つけて帰ってきたのといれかわりに、カオリさんは東京の大学に進学した。その姉は仕事に夢中で結婚しそうな気配はない。深読みすれば、カオリさんは、実家に帰っても居場所がないということになる。

さて社内結婚のカップルは、女性がべつの支社に異動すれば、二人とも仕事を続けられる。カオリさんは、その恋を大事にするため、ダイエットを決意したのだった。

「恋愛に夢中のときって、あまり食べずにすむでしょう。なにもしないのに一キロやせたんです。よし今だって、三キロ減を目標にしたんです」

朝食はトーストや、前日に買っておいたおむすびでしっかり食べる。昼はコーヒーと菓子パン一つ。麺類や、炊いたごはんを買ってきて、野菜炒めを作るなど簡単にすませていた夕食は、全体に量を減らすことにした。スパゲティなら半人前にする。買ってきたごはんは半分だけ食べて、残りは翌朝の朝食にまわす。

## 一転して過食と嘔吐のくりかえし

一週間ほど続けたが、体重は五〇〇グラム減っただけだった。彼と焼肉を食べにいったし、同僚の女の子たちとケーキの食べ放題に行ったのもひびいている。このままではいけないと、二日間、食事の量をさらに減らした。ワカメのサラダとコンニャクステーキを大量に食べ、空腹をなだめてみた。家に帰るときは、ひと駅手前で降りて、三〇分ほど歩いた。

「三日目のとき、自炊する元気がなくって、ホカ弁にしたんです。ごはんは三分の一だけ食べようって。でも、おなかすいてるでしょう。ガーッて全部食べちゃったんですよ。マズイなーって、ゆっくりお風呂に入ったら、またおなかすいちゃって。どうにもつらくって、インスタントラーメン、作っちゃったんですよね。勢いがついちゃった感じで、食べおわってもまだ止まらなくって。缶詰のツナを、空になったラーメンどんぶりにダーッと出して、マヨネーズかけて食べちゃった。そんで、ツナの油がついたまんまのどんぶりに、冷凍のミックスベジタブルかなんか入れて、チンして。一気にかきこんでから、しまった！　って、目の前が真っ暗になりましたね―」

後悔しながら、冷蔵庫からウーロン茶の大きなペットボトルをとりだした。塩気の強いものを食べすぎたせいで、のどがかわく。コップに三杯、続けて飲んだら、急に気持ちが悪くなった。胃の中の食べ物が、水分を吸収してふくれあがってきたような感じだったという。

「芸能人が食べすぎたら吐くって言ってたのを、どこかで聞いたことがあります。こういうことかな、と思って。せっかく吐き気があるし、吐いちゃおう……。トイレに顔を近づけるのは気持ち悪かったですけどね。指を口にいれてコチョコチョッとやったら、すぐに出ちゃいました」

出してスッキリしたものの、気分は晴れなかったという。食べすぎてしまったという自己嫌悪や、「こんなことがクセになったらいやだな」と不安も感じた。

「ダイエットは、まあ、そのうちでいいやということにしました。外食した翌日に、ちょっと減らすぐらいで。太ってたって、彼がよければいいじゃん、という感じで」

しかし、彼との間はなかなか進展しなかった。カオリさんが誘えば、すぐ食事につきあってくれる。でも一一時前には「じゃあ」と、別れの時間になる。カオリさんの自宅に電話をくれたこともない。はじめは「社内だから慎重なのかな」と思っていたカオリさんだったが、デートするようになって五ヵ月、ちっとも変化がない。ちょうど、カオリさんの誕生日が近づいてきていた。一一月一八日である。一〇月のうちから「来月、誕生日なんだよねー」と何気ないふりで話してみたものの、彼の反応はなかった。

当日、カオリさんは社内で彼を呼び止めた。まわりに人がいないのを見定めて「今日ね、誕生日なの」と言ってみた。すると、返ってきた言葉は「へえ。じゃあ今日は彼氏とデートだね。それじゃ、また」だけ。

それ以来、彼とは一度も出かけていない。過食と嘔吐のくりかえしがはじまったのは、それから一ヵ月ほどたってからだ。朝と昼間はパンかおむすび一コずつぐらいで我慢しておき、夕食を好きなだけ食べて吐く。それから三、四日はふつうの食生活ですごす。一ヵ月ほど続けるうちに、体重が二キロ減った。

「好きなだけ食べてるのに、痩せるんですよ。ラッキー、って感じ」

食べた分は吐いてしまうんだから、痩せるのは当然だ。

## 満腹の快感がクセになる

回数を重ねるうちに、カオリさんはこんなコツを身につけた。

「水分がないと、食べ物が口から出てきにくいんですよね。冷たい飲み物は、逆流していくときに、冷たくて気持ちが悪い。ペットボトルのウーロン茶をお湯でわると、ちょうどいい温度なんですよね」

細かい手順は話してくれるのだが、どこがどう苦しかったのか、それとも、後悔などはなく平気だったのか、そういう心理については、答えをはぐらかす。

「吐いたあと後悔するかって？ 食べ物さんに悪いなーとは思いますけど。食べたいし、太りたくないし、しかたないなー、ですよ」

今も、週に二、三回のペースなのだろうか。そう聞くと、カオリさんは首を横にふった。

「新しいカレシの前でやっちゃったんです。もうビックリされて、止められて……」

友だちが飲み会に連れてきた三二歳の彼は、東京生まれ、東京に本社のあるメーカーの社員だ。名古屋支社にいるとき、現地で結婚した。二年前から本社勤務にもどったが、妻は結婚後に始めた仕事が軌道に乗っていたため、ついてはこなかった。子供はいない。

彼の住むマンションと、カオリさんのワンルームは、バイクで一五分ほどしかはなれていなかった。出会って三ヵ月ほどで、半同棲状態に。ときどき奥さんが上京するというので、彼の部屋は使いにくい。カオリさんの部屋に彼が来て、深夜になると帰っていくという日々が続いた。

彼はほとんどシングルのようなものとはいえ、やはり、周囲にはオープンにできない間柄である。カオリさんのストレスが高まり、食べ物に依存したくなる気持ちになっても無理はない。

彼が帰ったあと、いそいで過食して吐き出すこともあった。でも、デートで食べすぎて「もどしておかないと、太ってしまう」と心配なときがある。また「彼が帰ったら、いっぱい食べよう」と思っているのに、彼が「今夜はもう泊まっちゃおう。いい?」なんていう夜もある。

つきあいはじめてから四ヵ月ほどたった晩。彼が寝入ってから、カオリさんは、そっと起き出して、菓子パンをたてつづけに四つ食べた。ウーロン茶を冷たいまま飲んで、トイレに吐きにいった。彼にばれないよう、シャワーの音をたてていたのに、寝る前にはなかった菓子パンの空き袋を見られ、気づかれてしまった。問いつめられて「時々やってたけど、もうやらない」と、約束させられた。

「もうダメになるかなと思ったんですけど、なんか、かえって、『ほっとけない』と思ったみたいで」

彼は今、弁護士に相談するなど、奥さんに離婚を言い出す準備を始めているという。カオリさんは言葉をにごすが、その習慣から完全には抜け出していないようだ。彼女は、こんな言葉を口にしていた。

「失恋のショックでヤケ食いしたのもすこしあるけど、食べる快感、満腹の快感にも、はまってました。もう入らない！　パンパン！　まで満腹しないと、物足りない。変な話、めいっぱい食べたほうが、出しやすいんですよ。会社の友だちとパスタとか食べにいって、全部食べても『なんか物足りない。うちに帰ったら、いっぱい食べよう』と考えてた」

満腹の快感がクセになるというのは、私も実感したことがある。食べ放題のレストランで食べまくったあとの「苦しいほどの満腹感」は、身体の動物的な部分にひびいてくるような、原始的で力強い快感があるのだ。

カオリさんは、恋愛の葛藤を「満腹するという快楽」で忘れようとする。しかし、満腹によって「太ってしまう」「食べすぎてしまった」という、新たな葛藤が生まれる。今度はそれを忘れるために、嘔吐する。しかも、恋愛の葛藤そのものは、手つかずのままだ。そんな依存からは、やすやすと抜け出すことはできないだろう。結婚への焦りや、外見へのこだわりにも、彼女を依存に追いやる一端が現れているのかもしれない。

摂食障害の治療にたずさわる医師が「あの人たちは、結局、死んじゃうんじゃないですか」と、複雑な思いをこめてつぶやくのを聞いたことがある。

先に紹介した、アルコール依存症のナツコさんは、「お酒と正常なつきあいかたができない人」だった。彼女には「お酒を飲むのをやめて、生き延びる」という選択肢がある。しかし、食べ物は「やめる」わけにはいかない。カオリさんの苦しみは、まだまだ続くのかもしれない。

# コンビニへの条件反射

## 何か食べてないと気がすまない

二三歳のヤエミさんは、「おなかがすいた」とはっきり自覚することがめったにないという。一日中、だらだらと食べ続けているからだ。ほんのすこし空腹になると、おむすび、菓子パン、肉まん、クッキーやチョコレートなど、コンビニで売っているものを口にいれる。コンビニがない場合にそなえて、バッグにはいつもおむすびか、菓子パンを入れている。はげしい空腹はたしかにつらいが、彼女は、そのずっと手前の「小腹が減った」という状態を、がまんすることができないのだ。

温泉好きが集まった一〇人前後のグループで、一年に一回、一泊二日の手軽な温泉旅行に出かけている。幹事はまわりもちで「安くてお湯がいいところ」をさがす。家族や友だちを連れてくる人が多く、世代も職業も幅広い。つねに初対面がいる気楽な会だ。

小さな会社を経営する四〇代の男性が、三年ほど前の定例旅行に、ヤエミさんを連れてきた。彼女は文房具の問屋さんで事務の仕事をしているそうで、彼は「事務用品をまとめ買いにいって知り合った」という。既婚なのに、女性とのつきあいに熱心な彼は、以前も、べつの女性を連れてきたことがある。

「二人きりの旅行じゃないし、気のいい連中ばかりだから、安心しておいでよ」

そんな言葉で女性を口説いたのだと言っていた。妻への言い訳もできて一石二鳥らしい。そして、旅行の途中で「彼女からOKが出たから、すぐ東京にもどってホテルにいく」と、いそいそと帰ったこともある。

ヤエミさんは、すんなりと細い体に、大きな胸が印象的だ。目立つ美人ではないが、小さな卵型で、ととのった顔立ち。「あいきょう」や「かわいらしさ」はあまり感じられず、同世代よりも上の男性たちにもてそうだ。二〇代から四〇代まで、彼をふくめた四人の男性の目は、胸を強調するような、ぴったりはりついたタンクトップにくぎづけだった。

三〇代から五〇代まで、彼女をのぞいて四人いる女性たちの目はきびしい。後になって、彼女の眉にしわを寄せた、怒っているような表情と、細いけれど、ウェストやお尻のめりはりがなく、ゆるんだ感じのする体型や、不健康そうな顔色をしっかりチェックしていたことがわかった。

さて、出発の日、上野駅に集合した私たちは、特急電車の席とりの行列にならんだ。三〇分ほど立ったまま待たなくてはならない。ほんの五分ほどたつと、ヤエミさんは、いきなりしゃがみこんだ。気分が悪くなったのかと思ったら、立っているのが疲れたらしい。

電車の中では、缶ビールやおつまみ、お菓子がいきかう。ヤエミさんも、ずっとお菓子を食べていた。しかし、ほかの人からクッキーの箱やサキイカの袋がまわってきても、手を出さない。手渡しでまわってきても、そのまま次の人に渡す。自分のバッグの中から、チョコレートやシリアルをとりだして、一人で食べている。

雑談にも加わらず、連れてきた彼と二人で話しているか、ケータイのチェックだ。そのころから、彼女はみんなの中で浮きだした。

## 夕食を前にコンビニおむすび二つ

昼食は、参加者の一人が以前に見つけたという、手打ちそばの店にいった。自家製粉した石びきそばを、ツナギを使わずに打ってある。とってもおいしかったのに、ヤエミさんは「そばの実アイス」を食べただけだった。

彼女とは、微妙に波長が合わない。そんな印象を決定づけたのは、宿に入ってからだ。部屋はアバウトに四部屋ほどとって、男性部屋、女性部屋、宴会部屋、もう一部屋は予備にするのがパターンだ。女性部屋では、五時半になって「夕食の前にもうひとっぷろ浴びよう」という話になった。ヤエミさんに言うと「私はいい」。みんなが支度をしている脇で、バッグから、コンビニおむすびをとりだした。パリッと一つ食べ、続いてもう一つ。気のいい五〇代が「晩ご飯は六時半だよ。ごちそう食べられなくなるよ」と言うと、こう答えた。

「だって、おなかすいたから」

やはり夕食はほとんど手をつけず、ちょこ、ちょこと、気のない様子でつまむだけだった。

そんな彼女が気になって、お風呂で会ったのを幸いに、「あんまりごはん食べないんですね。いつもそうなんですか」と話しかけてみた。答えは「まーねー」。さらに「仕事のとき、ランチは食べるんでしょ？」と聞くと「コーヒーだけ」。

はじめはそっけなかったが、どんどん話しかけるうちに、彼女の表情がほぐれてきた。そういえば、女性の中にだれも知り合いがいないのは、彼女だけだ。なかなか入れなかったのは無理もない。彼女以外の初対面の人は、はじめてのグループ旅行に参加するぐらいだから、積極的なタイプが多い。それに慣れていたから、配慮をおこたっていたなと、ちょっぴり反省した。

「前は定食とか食べてたけど、高いし。コンビニができたんで、おなかもすかなくなったんだよねー」

**コンビニが、がまんする力を奪う**

一年ほど前、ヤエミさんが勤めている会社のとなりに、コンビニができた。出勤前と昼休みは、必ずそこに寄るようになった。仕事中も「ちょっとコンビニ行ってくる」は、席をはなれる口実になる。平均して一日に三、四回は寄るそうだ。そのたびに「おなかがすいたときにそなえて」、おむすびや菓子パンを買っておく。会社には同世代の女性が三人いるが、彼女たちも似たような状態なので、分けあったり、「コンビニ行くけど、いるものある？」と声をかけあったりするという。

そんな習慣のせいで、彼女は「おなかがすいた」と感じるずっと手前で、食べ物を口に入れる。だから、食事どきになってもおなかがすかない。かわりに、夜中などとんでもない時間に空腹を感じるのだ。両親は離婚し、父と兄の三人で住んでいる。食事は「自分で好きにすることになってる」ので、そんな食生活でも不便は感じないという。

彼女が先にお風呂を出ていったあと、私は頭の中を整理してみた。

コンビニのせいで、空腹をがまんする能力を失った彼女は、空腹をおそれて、しょっちゅう食べ物を口にする。過剰な防衛のせいで、がまんする能力はさらに失われる。

彼女の「がまんできなさ」は、空腹に限らないようだ。

そういえば、上野駅のエスカレーターに乗ったとき、急ぐ人用にあけてある右側に、六〇代ぐらいの女性が立ち止まり、通行のさまたげになっていた。ヤエミさんは、自分の目の前に立ちふさがった形になった女性の腰に、ぐいっと手を当て、横にどかした。席とりの行列で、いきなりしゃがみこんだのも、立ち続けることに対するがまんの限界が、だれよりも早く来たのかもしれない。

「ムカック」を彼女なりにアレンジしたらしい「ムッカぁー」という叫びを、旅の間に五回聞いた。全体の立ち居ふるまいが、刹那的で、衝動的な印象を受ける。

翌日。納豆、焼き魚、豆腐、煮物の純和風朝食を前にしたヤエミさんは「こんなのひさしぶり」と喜んだ様子で、ごはんを二膳食べていた。マナーはよくない。ねぶり箸、さぐり箸、迷い箸をすべて披露してくれる。

食べ終ったところを見たら、一口だけ汚く残してあるごはん、器からはみだしている一本だけの野沢菜、適当に置かれた空の食器のすきまに、割り箸がバラバラに置いてあり「食べ散らかした」という感じがする。彼女が立ち上がったあとの座布団には、はし袋と、丸めたティッシュが落ちていた。

ヤエミさんのとなりに座っていた彼は、無言のまま、ゴミを拾い、割り箸をそろえた。それから彼女を二度とつれてこない。話にも出たことがない。私には、それがかえって幸いに見える。がまんが苦手なヤエミさんが、彼の思惑どおり不倫の相手におさまったら、前に紹介したアイコさんのようなケースにおちいったかもしれない。

## 一時間半でケーキ四個と飲み物四杯

私が二〇代の駆け出しライターだったころ、中堅出版社の編集者であるチトセさんと組んで仕事をしたことがある。雑誌で月に一回のルポを一年間つづけたのだ。

編集部ではじめて会ったあと、二度目の打ち合わせはホテルの喫茶室だった。チトセさんは、ケーキをたのんだ。ケーキを注文すると、あるだけの種類をトレーに載せて来てくれるので、見ながら選ぶことができる。ケーキが運ばれてくると、彼女は「まずは食べましょう」と言った。老舗《しにせ》のホテルらしい、かわいらしく、コクのあるおいしいケーキだ。

私はスフレタイプのチーズケーキを、惜しみながら時間をかけて食べた。最後の一口を楽しむ前に、彼女のケーキ皿をふと見た。そのとたん、私はげっそりした気分になり、フォークを置いてしまった。

チトセさんのケーキは半分以上残っている。でも、原型はとどめていない。美しく飾られたフルーツは、フォークでグジャグジャにつぶされ、クリームといりまじっている。ケーキの生地にしっかり焼きこまれているレーズンを、なぜか無理にほじくりだし、お皿のすみに積み上げてある。嫌いなのかと思うと、あとでパクッとまとめて口にいれた。食べるのを楽しんでいるというよりも、ケーキをいじくりまわしているという印象だ。

チトセさんの口調はていねいで上品だ。持ち物も洗練されている。フォークを手に取るしぐさもきれいで「育ちがよさそう」という感じがする。だからこそ、行儀悪く、汚い食べ方に違和感がつのる。

気を取り直した私が最後の一口を食べ、コーヒーもほとんど飲み干すころになって、やっと、彼女は最後の一きれをフォークにすくいあげた。が、と思ったら、お皿にこびりついたクリームを、フォークで何度もこすりとっている。ケーキといっしょにたのんだのは、グレープフルーツジュースだ。ケーキのあと、ストローの音をジュージューさせ、最後の一滴まで吸い上げた。「じゃあ、そろそろお仕事のお話しさせてください」と彼女が言ったとき、私はホッとした。

でも、それで終わりではなかった。連載の企画の細部が思いつかなくて、会話が途切れたとき、チトセさんは椅子にもたれかかり、腕組みして、天井を見上げて「うーん」とうなった。そして「よしっ」と、腕組みをといて姿勢を正すと、ウェイターを呼び止めて「ケーキをお願い」と言った。トレーに載ったケーキを、真剣な目で見つめながら「エリノさんはどれ？」と聞く。私はもういらないので、コーヒーのおかわりだけたのんだ。

チトセさんは、ミルフィーユと、飲み物にカプチーノをたのんだ。さらにそのあと、二回、ケーキをたのんだ。そのたびに甘い飲み物も。一時間半ほどのあいだに、ケーキを四個、甘い飲み物を四杯、おなかにおさめたというわけだ。見ているだけの私も、口の中が甘くて気持ち悪くなってしまう。

友だちが、そんなオーダーをしたら「失恋でもしたの？　太るよ」と、からかうふりをしてたしなめるだろう。でも、仕事の相手であり、年齢もずっと上の彼女には、言いにくい。それに、彼女の外見を見れば「太るよ」なんて、口が裂けても言えない。チトセさんは、もうすでに、たっぷりと太っているのだ。

「ぽっちゃり」とか「丸っこい」のレベルを超えている。椅子からよっこらしょと立ち上がる彼女を見ると、つい「ドスコイ!」と声をかけたくなる。あごは三重にたれさがり、胸とウェストとお尻の境目がない。酷な言い方だけれども、ぶくぶくっとふくらんだような、健康的には見えない太り方だ。

たぷたぷしたほっぺたに圧迫されて、目は細く、鼻も低くなっている。美人なのかどうか、もともとの顔の形は丸いのか四角いのか、わからない。ものがよさそうな服を着ているが、胸やおなかに変なしわが寄ってぶかっこうだ。

そのあとは、電話とファックスですませたが、四ヵ月目に、私の仕事場で打ち合わせをすることになった。しかし、その寸前に、彼女と私は、小さないさかいを起こした。

## 甘いものに依存する理由

前月号の原稿で、私は、あえて、古い表現を使ってみた。「縷縷《るる》」という言葉である。取材した相手の女性が、こまごまと、言葉を途切らせることなく、延々と説明したというニュアンスを出すために「彼女はるる説明した」と書いたのだ。「る」が二つ重なった語呂のよさも気に入っているし、古い日本語だからこそ、あえて活字にしたいとも思った。

ただし、読者には意味が伝わりにくいだろう。チトセさんにも「わかりにくい」と指摘を受けることも予測がついた。「まあ、ためしに、これで出してみよう」、そんなつもりで、

「縷縷」の原稿をファックスで送ったのだ。

数時間後に、留守番電話に「原稿いただきました。これですすめます」とメッセージがあった。さらに数日がすぎて、「ゲラ」と呼ばれる試し刷りが送られてきた。それを見たとたん、私はあれっと思った。「るる」がけずられていたのは、まあわかるとして、文章全体の印象が、私が書いたものとは微妙にちがうのだ。チトセさんに送った原稿と、もどってきたゲラを見比べてみると、十数行に一ヵ所ずつぐらい、書き替えたあとがある。

いくら私が駆け出しでも、署名のある原稿を、勝手に書き替えるのは、「失礼」というものだろう。しかも、たとえば、紋切り型の表現を使わずに「美しい青空」とスッキリ表現してあるところを、「抜けるような青い空」に替えてあったりする。

ゲラを前にして、私は迷った。編集者とは、いい関係を築いたほうがトクだ。小さなこだわりなど捨てて、彼女の意見をとおすべきなのかもしれない。その一方で、この文章が、私の名前で公表されるのは、落ち着き悪く感じられる。

結局、彼女による手直しの半分はそのままにして、どうしても気になる半分ほどを、またちがう表現に替えた。「縷縷」の部分には、「ここで『縷縷』を使ってみたかったんですが、わかりにくいようならひっこめます」と、軽い気持ちで添え書きした。

それをファックスで送ってからすぐ、チトセさんから電話がかかってきた。

「もしもし。今ね、ファックスいただいたんですけど」

いつもよりトーンが低い。こもるような切迫感があり、いらだちが伝わってくる。

「このさいだから言いますけど、エリノさんの文章って、わかりにくいんですよね」

それから一〇分ほどの間、彼女はダーッと私の文章の悪い点を指摘しつづけた。私には、ひどくこたえる一〇分間だった。「これが私の個性」と思って使っている言い回しを、チトセさんは「わかりにくい表現の一例」として批判する。ワープロの変換ミスをかぞえあげる。しめくくりに「あなたを信頼して、お仕事をお願いしているの。たのむわよ」。

後に送られてきた雑誌を見てみると、彼女の書き替えを、さらに私が書き替えたところは、そのまま採用されていた。チトセさんが書き替えてきて、私が手をつけなかった表現のうち、半分ほどは、私のもとの文章に戻っていた。手きびしすぎたと気にしたための、譲歩とも受けとれる。

私は、ふたたび迷った。彼女を、どう理解すればいいのかわからない。書き手に真剣にぶつかっていく、熱意あふれる編集者なのか。私という書き手に期待するあまりに、きびしく指摘してくれたと、感謝すべきなのか。それとも、自分の思うままにならない相手を、きびしく糾弾《きゅうだん》したいだけなのか。

彼女はタバコを吸わず、お酒も飲めない体質だという。今の私ならば、彼女が「甘いものに依存しているのでは」と想像することができるが、当時の私には、依存症についての知識がなかった。自分自身のコントロールを失ったような、ヒステリックとも言えるあの電話と、大量の甘いものを結びつけて考えることもできなかった。

## コンビニで買い込んだ菓子

そんなわけで、私の仕事場で彼女と向かいあったときは、ぎこちない雰囲気がただよっていた。チトセさんが、一階にあるコンビニで買ってきた、アイスクリームを二人でだまって食べた。一つ三百円のチョコレート味、たっぷりコクがある。空の容器を捨てるころには、いつものように、彼女が夢中だという劇団の話や、私が見てきた映画の話が始まった。

世間話がひと段落したところで、私は紅茶をいれて、次回の原稿を書くための資料を広げた。チトセさんも、持参の資料をとりだす。雰囲気はなごんだものの、もちろん、内心ではまだ警戒信号がともっている。私はさしせまった「次回の原稿をどう書こうか?」という悩みをかかえていた。

チトセさんの指摘をうのみにして書くのはどうかと思うが、なるほどと思う指摘もある。一言一言を注意深く選び、誤字脱字にも注意しなくては。重苦しい執筆になりそうだ。私のそんな緊張感が、チトセさんにも伝わったのだろうか。おたがいの資料を見せあったところで、チトセさんは、いきなり立ち上がった。

「お茶菓子がほしいわね。ちょっと買ってくる」

一階のコンビニから戻ってきた彼女は、テーブルの上の資料の脇に、買ってきたものを広げた。コンビニの袋をさかさまにして、中身を無造作にドサドサッと落とす。クレープ、エクレア、シュークリーム、チーズケーキ、ミニ羊羹《ようかん》、クッキーの小さな箱など、十点ほどもある。打ち合わせの間じゅう、彼女は、ほとんどずっと口を動かし続けていた。

「コンビニものって、バカにしてたけど、けっこう食べられるわね」

そうつぶやきながら、エクレアからはみだしてセロファンにくっついたクリームを、指ですくってなめる。砂糖の味が舌につきささってくるような、キーンと甘いエクレアを二つ続けて食べ、さらにクッキーに手をのばす。

紅茶にも、砂糖が二杯入っている。彼女の食べ方も、食べているものも、私はもう見たくないと思った。そのあとの打ち合わせはファックスと電話ですませ、会う必要があれば、編集部を訪れることにした。

一年間の仕事が終わると、彼女が「また新しい企画で、いっしょにやりましょう」と言った。電話とファックスのやりとりで、新企画を八割がた作りあげた。が、それからいきなり連絡がとだえた。「どうしたのかな?」と思ううちに、半年がすぎてしまった。出版界では、突然の音信不通は「企画がとおらなかった」ことを示す場合が多い。

いつもの私なら「どうなったんですか?」と聞くのだが、彼女に批判され、胸にずっしりこたえた記憶はいまだに消えず、自分から近づくのがこわい。それに「じゃあ会いましょう」という話になったら、あの儀式のような食べ方と、またおつきあいしなくてはならない。私は、チトセさんもその企画のことも、忘れることにした。

## ときどき爆発してたチトセさん

それから二年ほどたって、チトセさんと同じ会社の編集者と、飲み会で出会った。「彼女、お元気ですか？」と聞くと、なんと退職したという。しかも、よく聞いてみると、私といっしょに新しい企画を考えている最中だったはずの時期に辞めている。音信不通は、企画がとおらなかったからではなく、彼女が退職したせいだったらしい。

ふつうだったら、進行中の企画は、後任の編集者に託していくはずだ。いったい、何が起きたのだろう。私があいまいな表情をしているのを見て、彼女の元の同僚だった男性編集者は「彼女、変わってるからなあ。いじめられなかった？」と尋ねる。

彼によると、チトセさんは「ときどき爆発してた」という。印刷会社の営業マンや、自分より若い書き手に対して、一方的に非難をあびせかけていたという。

「ほかの編集者と、プライベートなつきあいはほとんどなかったよ。お酒は飲めないし、お酒を飲んでグダグダする雰囲気も嫌っていたしね。辞めた理由は、だれも知らないんじゃない。今、何をしているのかも……」

簡単なプロフィールだけはわかった。出身は山梨県で、大学は、中レベルと言われる都内の有名私立大学だ。「彼女が入社したときは、新卒の公募をしてなかった。コネがあったんだろう」と彼は言い、シングルのままずごし、三〇代のはじめに、都内に一人暮らしのマンションを購入した。「退職金で、ローンは返せたんじゃないかな」と話す。

彼の話などを総合して考えてみると、チトセさんは「仕事が楽しい」という思いと「たいへんだから辞めたい」という気持ちの間で、しょっちゅう揺れ動いていたようだ。雑誌編集の仕事は、やりがいがあり、楽しいが、受け身ではいられない。自分で企画を立ち上げ、書き手と出会い、関係を作っていく。良くも悪くも刺激的な、つねに全力疾走を求められるような職場である。

依存症から立ち上がろうとしている人たちの集まりである「自助グループ」を取材した記者によれば、「どのグループにも、必ず女性編集者の姿があった」という。

私はチトセさんに会いたいと思った。編集者に聞くと「自宅の住所は調べればわかる。でも、教えていいものか」としぶっている。私はちょうど持っていた絵ハガキに「なつかしい名前を聞いて会いたくなった。よろしかったらご連絡ください」と書いて、彼に渡した。住所を書いてもらい、投函してくれれば、連絡をつけることができるだろう。

## プレッシャーのきつい家庭環境

一〇日ほどたって、チトセさんから電話がかかってきた。

「ハガキありがとう。びっくりしたわよー」

なつかしそうな口調で「そうね、久しぶりだし、お茶でも飲もうか」と言ってくれた。彼女が都心に出る予定があるという日を聞いて、私が例のホテルの喫茶室をあげると、チトセさんは「いいわよ」と答えた。

待ち合わせの当日、私は「しまった」と思った。また、あのケーキの食べ方を見なくてはならないのか。しかし、現れた彼女は、コーヒーをたのみ、砂糖もミルクも入れずに飲んでいる。体型はまったく変わっていないけれど、もう、甘いものの食べすぎから抜け出せたのだろうか。

彼女は「今？　いちおうライターよ。書いてること？　言うほどじゃないわよ。ライターはとりあえず生活のため、だもん。やりたいことがあって、辞めたんだけど、まだ形になってないの。いずれ話せるときが来るでしょう」などと、はぐらかすような言い方ばかりする。

ほんの一五分で、会話は途切れた。「ライターなんか、長く続けられる仕事じゃないしね」と、ライターの私に向かって平然と言う彼女に対して、場をとりもつ気にはなれない。でもまあ、こっちから呼び出しておいて、一五分でサヨナラはないだろう。そんな気持ちで、話の接ぎ穂をさがしていると、彼女がウェイターを呼び止めて、「ケーキをお願い」と言った。モンブランの、上のマロンクリームをぐっちゃぐっちゃとこねくりまわしながら、ぽつぽつと、こんな話をした。

「会社を辞めるのに、いちばんたいへんだったのは、親を説得することだった。入社するとき、広告会社にいる父の兄のコネを使った。会社から保証人を立てろと言われたが、都内の知人はその兄しかおらず、それもたのんだ。父は、折り合いのよくなかった兄に頭を下げたのが、かなり苦痛だったらしい。そこまでして入った会社を辞めるのは許さないと、ひどく怒った。一年かけて、やっと説得した」

モンブランの下のスポンジを、細かく切り刻んでから、フォークでぐじゅぐじゅっとつぶし固めて一つにまとめ、ポイッと口にほうりこむ。

仕事をもつ三〇代後半の女性が、「親の反対」で一年も会社を辞められないというのは不思議だ。それだけプレッシャーのきつい家庭環境なのかもしれないし、プライドが高い彼女自身も「編集者」という肩書きにこだわっていたのではないか。収入も多かったはずだ。

## またもケーキ四個をたいらげる

私がそんなことを考えていると、テーブルの脇を、ウェイターが通った。チトセさんは、条件反射のように「ちょっと」と手をあげて「ケーキをお願い」と告げた。また、あのぐっちゃ、ぐっちゃが始まるのか。ウンザリしかけたが、ふと気づいた。彼女が甘いものに走るのは、話が重くなったり、雰囲気がぎこちなくなったりしたときだ。

私が彼女の過去の話を引き出そうとしていることが、彼女を「ケーキ！」への衝動に向かわせているのかもしれない。その当時の私には、まだ依存症の知識はなかったが、そんな見当はついた。

名刺は「まだ作ってない」と、くれなかった。連絡先を教えるのをこばんでいるような、かたくなな口調だった。はじめて出会ったころから、彼女は私に対して、友だち口調で話すが、私は敬語をくずさなかった。彼女は年齢の差だけではなく、「ライターよりも、仕事を発注する編集者のほうが、立場が上」と思っているらしかった。

でも今は、かつての関係とは逆転して、ライターとしては私のほうがキャリアが長い。居心地がよくないのではないか。

なのに、あたりさわりのない「京都のお寺で好きなのは……」なんて話をしながらも、彼女は帰ろうとしない。それは人恋しいからのような気がする。勝手な想像だが、チトセさんには、あまり友だちがいないのではないか。

おたがいに「そろそろ別れて帰ろう」と思いながら、なんとなくはなれがたくて、いっしょにいるような、中途半端な雰囲気が続いた。ぎこちなさをふりはらうように、チトセさんはケーキをこねくりまわす。そしてウェイターが通ると「ちょっと」と手をあげる。

彼女につきあって、私もケーキを食べることにした。チトセさんとは、友だちになれないだろう。でも、そのときだけは、彼女の気持ちによりそってみたいと思った。今考えると、当時の私は、心のどこかで、彼女と私が「似た者どうし」だと気づいていたのだろう。

一時間ほどが過ぎた。彼女は全部でケーキを四個、私は三個。代金は私が二千四百円ほど、彼女は三千二百円ほど。以前ならば、出版社が必要経費としてもってくれた金額を、今はワリカンにしなくてはならない。ホテルのロビーで「やりたいことが実現したら、連絡するわね」と言い残し、彼女は帰っていった。

あれから六年ほどがたつ。彼女からは連絡がないままだ。「やりたいこと」は、実現したのだろうか？

# Ⅳ

# 「それでも、やめられない」

# 一七歳、リストカットの瞬間

## 愚痴の聞き役

快楽がともなうとは思えない行為にも、人は依存する。

愛知県内の大学に通うマキコさんの左手首には、ごついデザインの腕時計が巻きついていた。ベルトの幅が、私の腕時計の三倍ほどもある、あまり見かけないデザインだ。二時間半にわたって話を聞く間、私はその時計に何度も目をやった。

マキコさんのイメージは「金網に破れ目を見つけたものの、外に出ようか、どうしようかと迷い、こわごわと顔をのぞかせている小さなウサギ」である。枯葉が一枚ひらりと落ちてきても、ウサギはおびえ、オリの中にもどってしまうかもしれない。腕時計の下には、たぶん、傷痕があるはずだが、そんな好奇心をむきだしにするのはためらわれた。最後まで「腕時計をはずして見せて」と言えなかった。

マキコさんの家族は四人。父は四〇代のはじめに会社をやめ、学習塾の経営を始めたが、失敗して借金を作り、職も失った。マキコさんが一一歳のころである。今はアルバイト的な仕事ばかりで、借金の返済どころか、生活費にも事欠く。そのくせ、お給料が入ると、飲み歩いて泥酔する。人の上に立つのが好きで、新しいことを思いつくと、すぐに行動にうつす性格なのだという。

しっかり者の母は、看護の仕事をして生活を支えている。しかしその一方、「夜勤」といつわって、職場の男性と外泊することがある。一ヵ月ほど家出して、恋人と同棲していたこともある。姉は六つちがいだ。高校時代に父の失職、両親の離婚といった危機に直面し、拒食症におちいった。今は幼稚園の子供をかかえる専業主婦だが、気分が不安定で、マキコさんのケータイ電話に酔って電話をかけてくることがたびたびあるという。

それぞれが事情をかかえた家族を、さらにひっかきまわすのが、電車で三〇分ほどの家に住む母方の祖母だ。支配的な性格で、マキコさんの家でもめごとが起きるたびに現れ、当事者の一人一人にお説教をしてまわり、かえって事態をかきまわす。

その中にあって、マキコさんの役目は「みんなの愚痴の聞き役」である。

先に、マキコさんのイメージは「小さなウサギ」だと書いた。でも、それはじっくり話を聞いてのことで、第一印象は「やさしいお母さんウサギ」。太っているわけではないのに、全体のシルエットがやわらかく、丸っこく感じられる。下ぶくれでふわふわのマシュマロみたいなほっぺと、ぽちゃぽちゃっとした短い指、大きく見開いたような真ん丸な目のせいだろうか。

じっさい、彼女は人を悪く言ったり、非難したりするのは、性格的に合わないようだった。プロフィールを紹介しながらも、私に対して家族をかばってみせる。父に対しては「面倒見がいいし、塾は向いてそうなんですけどねー。できなくなっちゃったときは、ガッカリしてましたよー」という。母の恋愛は「ずっと同じ人と続いてるんじゃなくて、ときどき、好きな人ができるんじゃないかな。仕事も、家も、すごくがんばっているから、息抜きが欲しくなるんでしょうね。お父さんは、怒ってお皿を割ったりするけど、私は『しょうがないよねー』って、思うんです」とかばう。

**あんたぐらい、しっかりしなさいよ!**

マキコさんが幼いころは、姉が家族の愚痴の聞き役だった。

「おねーちゃん、かわいそうだったんですよ。バレーボールやってて、真っ黒で、ガッチリしてたんです。六〇キロあったかも。腕なんて、こんなに太かった。強いって思われてたから、お父さんもお母さんのことを『あいつ、男を作ったんだよー』なんて、言いやすかったんじゃないかな。私にはあんまり言わなかったんだけど。おねーちゃんはそういうことをみんな聞かされて、ホントは繊細だから、まいっちゃって。やせたいって言って、なんにも食べなくなっちゃったの。拒食症……かな。二ヵ月ぐらいで五〇キロ切ったんですよ。私にも『四五キロになった!』って、自慢したもん。キレイになったし、お父さん、お母さんも、やっぱり心配して。そこまで痩せて、やっと繊細だってわかってもらえたんです」

姉が「愚痴の聞き役」を降りたあと、マキコさんがその座にすわった。

母は、父があいかわらず飲み歩くのが困ると、マキコさんに愚痴をこぼす。深夜に酔って帰ってきた父は、カギをあけるため起きてきたマキコさんに向かって、母が家出したときの愚痴をこぼす。たびたびやってくる祖母は「あんたぐらい、しっかりしなさいよ！　ほらほら、箸はちゃんと持って！」と、マキコさんの行儀作法に口をはさむ。

もっとも重たいのは、姉がこぼす愚痴だ。家族が姉にこぼしてきた愚痴が、長い年月をかけて発酵したあげく、姉の口からマキコさんに伝えられるのだ。

「母が家出したのは、小学生だった私のせいなんですって。姉に『マキコが高校を出るまで待ってたら、お母さんはおばあちゃんになっちゃうから』って言ったんですって。私は聞かれなかったけど、おねーちゃんは、お母さんに『私とお父さん、どっちについてくる？』って。たびたび聞いたんですって。お父さんが、お母さんの頭をビターンッ！　とたたいたのも、見ちゃったって……。私、なんにも知らなかった」

表面だけをながめれば、なるほど、マキコさんだけが「しっかりしている」ように見えるかもしれない。高校は「アタマが悪くて、商業なの」と言うが、そこから推薦で短大に入学できたのだから、校内での成績はよかったのだろう。しかし、では、マキコさんが一身に受け止めた愚痴は、いったい、どこへふりむけたらよかったのだろう。

## 手首にカッターを当てる

彼女がはじめて手首を切ったのは、高校二年の春だという。

「きっかけはべつにないです。カッターの刃を替えようとして、いじくってるときに、なんとなく、切ってみようかな、なんて。切ったときって、あんまり血が出ないんですよね。あれ？ と思ってると、一瞬おいてから、すーっと浮いてくる。こう出てくるんだーって、ながめちゃいました」

彼女自身は「ほんの浅い傷だった」というが、その一方で「顔を洗うときに、両手を使うでしょう。傷口が開いちゃうんですよね。一週間ぐらい、じくじくしてたような気がする」と言うからには、かなり深い傷だったと想像される。私を安心させるために「浅い傷」と言ったのだろうか？

二ヵ月ほどたっての二回目には、きっかけになるできごとがあった。祖母からの電話である。夜一一時すぎにマキコさんと話すうち、祖母は両親がそれぞれ外出中だと知って「まさか、外泊じゃないでしょうね？ どうなの？」と、マキコさんを責めるように迫ってきた。

「私にそんなこと言われても困りますよね。今はそう思えるんですけど、私、なにか言われたとき、頭がカーッとしちゃって、すぐ言い返せないんです。どう言おうかって考えてるうちに、相手の話は終わっちゃう。あとになって『ああ言えばよかった、こう言えばよかった』って、後悔するんですけど……」

マキコさんは、口がなめらかにまわるタイプでないのを、私もすでに気づいていた。私がつい「それはいつごろ？　理由は？　そのときの気持ちは？」と性急になると、マキコさんは、困ったような表情をしてだまりこんだ。しばらくじっと考えてから、言葉を吟味しながら口に出す。一方的にまくしたてるタイプだという祖母に、言い返すことができるとは思えない。

「おばあちゃんの電話が終わってから、すこし泣いちゃったの。お父さんもお母さんも帰ってこなくて心配だったし。それで、おねーちゃんに電話したんですよ、よせばいいのに。おねーちゃん、『子供をお風呂に入れてるから』って、なんにも聞かずに切られちゃった」

呼吸ができなくて、息苦しいような気持ちになり、自分の勉強机にむかってすわり、手首を切った。はじめてのときより、ちょっぴり深いような気もしたが「傷痕を見るのがこわくて、すぐ包帯しちゃいました。あんまり血がつかなかったから、平気だったみたい」。

それからというもの、家族の愚痴の重みに耐えかねるたびに、手首にカッターを当てるようになった。

「話を聞き終わって、一人になると、さっきの話がグルグルまわって、いろいろ考えすぎてしまうんです。『ああ、もうっ！』って、頭がごちゃごちゃになる。カッターを手首に当てると、スーッと落ち着くんですよ。変に冷静になって『今日はこれでやめとくか』とか、

『ちょっぴりだけ切ろう』とか、考えたりすることもある。カッターで傷痕をなでて、それですむこともある」

## 消えちゃいたい気持ちはある

彼女にとって、リストカットは、葛藤にピリオドを打つためのリセットボタンなのだ。じっさいに切るのは二、三ヵ月に一回ほどだが、深く切りすぎて病院にいったこともある。

「夜中だったんで、電話帳で救急病院をさがしました。ええ、自分でです。みてくださいってお願いして、タクシーも自分で呼びました。お父さんはいなかったし、お母さんには『ちょっとコンビニへ行ってくる』とか言って、出たのかな。お金かかるし、保険証つかったから、お母さんには、病院へいったのはわかってると思うんだけど……。何も言われたことないです。お母さんが言ってないなら、お父さんも、おねーちゃんも知らないと思う」

私は、目がじわーっと熱くなってしまった。たまらなく、せつない。

リストカットをくりかえしているマキコさんに、そうとは知らない家族が、あいかわらず愚痴をこぼしつづける。その重みが、マキコさんのぽちゃっとやわらかい手首に、カッターの刃を食い込ませていく。そんな図式が頭に浮かび、息苦しくなる。涙を見られないように、下を向いた。

私の沈黙を心配してくれたのか、マキコさんは、「平気ですよ。もう半年以上、やってないし」と明るい声で言う。

高校三年になると、受験、合格、卒業、入学など身辺があわただしくなったおかげで、じーっと考えこむ時間が減った。家族との会話も、入学式の日取りなどの用事の話がふえて、愚痴を聞かされる機会は減った。

「ポカンとしてることがふえたらね、自分がいやになっちゃったんですよ。いじいじして、自分の体に八つ当たりして。そんなの、情けないなーって」

私は、思わず大声を出した。

「情けなくなんかないですよ！　いやにならなくていいです！」

マキコさんが、驚いた表情で目を見はる。

「マキコさんは、家族のささえ役をせいいっぱいやってきたんだもの。ものすごいガンバリですよ。ご両親やお姉さんの胸ぐらをつかんで、『マキコさんをもっと大事にしなさいっ！　宝物ですよ！』って、ぐいぐいゆすってやりたいぐらい」

マキコさんは、クスッと笑った。空気がなごむ。この機会に、聞きにくいことを聞いておこう。

「こんなこと聞いて、ごめんなさい。……あの、死にたい気持ち、あるんですか？」

「うーん、死にたいかって言われると、ちがうみたいな……。消えちゃいたい気持ちはあるけど。あ、心配しないでください。死にませんから。私、ふつうに就職したいんです。ちゃんと仕事して、ふつうに生きていきたい。手首切ってたら、まともに働いていられないでしょう」

マキコさんは、ちょっぴりあらたまった口調になった。

「ケータイの番号、変えるつもりです。新しい番号は、友だちだけに知らせて、家族には教えない。そうすれば、おねーちゃんからかかってこないし。みんなたいへんなのはわかってるけど、私もたいへんなんだもん。短大だから、就職もたいへん。つきあってられないって感じ。番号教えないと言ったら、いろいろ言われて、つい教えちゃうかもしれないけど」

私は、また口をはさんでしまった。

「教えないと言ってカドが立つなら、持たないことにしたって言っとけば？　電話料金の請求書は、自宅以外でも送ってもらえます。友だちのところに届くようにすれば、家族にはわからない」

丸い目がくるくるっと動いて、笑顔になった。

「あ、それいいですね。みんなに嘘ついちゃおうかな、私」

## 「スクラッチ」と呼ばれる傷

家族の葛藤の受け皿になっていたマキコさんは、進学によって環境が変わったことをきっかけに、その役割を降りようとしているのだろう。彼女との出会いは、私が知人たちに「取材に応じてくれる人がいたら、紹介してほしい」とたのんでまわったネットワークに、現れた人である。私という未知の人間に会って、体験を話そうと決意してくれたのも、役割を降りようとする試みの一つなのだろう。

受け皿を失った家族は、しばらくガタつくかもしれない。しかし、マキコさんのふっくらした手首に、家族みんなが依存している状態は、明らかにいびつである。マキコさんの踏み出した第一歩が、家族にとっても、大きな一歩になることを祈りたい。

さて、こうして明るい展望で終わることができる彼女のケースは、まだ救いがある。

実は、若い世代の間で、自傷行為は「流行している」のだという。インターネットには、リストカットをテーマにしたホームページや掲示板があり、「リストカットはかっこいい」という、とんでもない印象を受ける書き込みもある。

吉永陽子医師によると「手首をカッターでヨコに切っているだけではない」という。腕の裏側をタテに切り裂いて、神経を切ってしまうケースもあるそうだ。たまたま手元にあったテレホンカードで切る、「スクラッチ」と呼ばれる細かい傷をいっぱいつけるとか、リストカットではないが、タバコの火を腕に押しつけてあとをつける「根性焼き」など、「自傷行為のバリエーションが増えている」という。

## 週に四回は衝動買い

### 一五万のバッグを持つ二三歳女性

この世には、人間の欲望を刺激するものが満ちている。「がまんする」という習慣や能力に欠けるのが、依存症への坂道だとだれにも想像がつく。

二三歳の新人編集者であるレイカさんは、私が半年間、雑誌に連載していた短いコラムの担当者だった。原稿はメールでやりとりしたが、連載の前と途中に一回、最後の原稿を渡すときに一回、あわせて三回顔をあわせた。ストーンと細い体型で、身長は一六〇センチぐらいか。細い目にマスカラとシャドウをたっぷりのせて、東洋的な顔立ちにインパクトを与えている。

私の仕事場にやってきた彼女は、三回とも、高価なブランドのバッグを持っていた。初回はシャネルのバッグ。二回目はルイ・ヴィトンのショルダーバッグで、三回目はルイ・ヴィトンのビジネスバッグ。いずれも新しく、使いこんだ感じはない。あとできいたら、七万から一五万ほどだという。

プリント柄やロゴでブランドがわかるものの、電車に乗ると必ず一人はそれを持っているような、見慣れた定番のバッグではなく、見かけない形のものだ。レイカさんのこだわりが感じられる。

しかし、靴ははきふるしたブーツやスニーカー。よれよれのカットソーに、高級な布地には見えないジャケットを重ね、パンツの折り目も消えている。明らかに、ブランド品だけが浮いている様子は、かつての私とそっくりだ。

彼女の勤め先は、社員数人の編集プロダクションだ。入社してまだ一年二ヵ月、私と会う日時を電話で決めたとき、途中で上司に「来週の月曜、午後に用事いれていいですか」と確かめていたから、まだ修業中の身だろう。しかも「とりあえずは契約社員で入りました」という。ならば、お給料は手取りで十数万ほどだと思う。バッグ一つぶんの金額だ。

そのアンバランスさが気になった。すでにふれたとおり、私には「新人編集者時代に、買い物依存症になり、ブランドバッグを買いあさった」ことがある。バッグと靴は新品のブランド品だが、服にはお金をかけられず、こだわろうという心の余裕もなかった。今おもうと、アンバランスでみっともなかったであろうかつての自分に、レイカさんが重なる。

## レアものの衝動買い

そんなわけで、私は「レイカさんは買い物依存症かもしれない」と予測した。三回目に会う前に「読者の反応などをゆっくりうかがいたいので」と適当な口実をいって、一時間ほどさいてほしいとお願いしておいた。

一回目、二回目で、プロフィールはだいたい聞いている。千葉県の出身だが、通勤するには遠いので、都内で一人暮らしをしている。千葉から都心をとおりこし、新宿から西に延びる私鉄に二〇分揺られた場所にあるワンルームだ。

短大を中退してデザイン系の専門学校に入り、講師のつてで編集プロダクションでアルバイトを始めた。卒業後、そのまま契約社員になった。「一年ぐらいで正社員にしてくれるということになっている」とあいまいな表現をする。彼女のがんばりしだいというところだろう。

仕事の話を切り上げて「いつも、すてきなバッグですね」と切り出した。

「そうなんです。やっと見つけたんですよ」

「高いんでしょう。お給料をためて買うんですか?」

「もちろんカードですよ。リボ払いってやつです」

ブランド品の話を歓迎しているような表情に勇気を得て、あれこれ質問をくりだした。以下、彼女の答えをまとめてみよう。

レイカさんが好きなのは、ブランド品の中でも「レアもの」と呼ばれるものだ。あまり生産されていない、めずらしい型で、デパートの直営店にもめったに入荷しない。本当に好きな人は、海外の直営店や、本店をめぐったり、店員さんにコネをつけて入手したりする。そこまでする気のないレイカさんは、しかたなく、よく見かける型のバッグを買っていた。「人とおんなじより、ちがってるほうが好き。友だちにも『えっ』と言われたい。お金があったら、本店とかにさがしに行きたいなーって、思ってました」

はじめて「レアもの」に出会ったのは、新宿区内の、大型ディスカウント店だった。学生時代の終りごろ、テレビでその店が紹介されていた。好奇心で行ってみたら、モノがあふれ、さまざまな人種の老若男女でごったがえしており、独特の盛り上がりに圧倒されたという。

私も、そのショップに行ったことがある。倉庫のように広く天井の高い店内に、日用品、便利グッズ、衣類、パーティ用品など、ありとあらゆるものがごっちゃりと並んでいる。食品も、野菜、豆腐、インスタント食品から、世界各国の輸入食品、業務用の巨大な缶詰がそろう。

新宿という大繁華街をひかえ、アジア系外国人の多く住む環境が、その品ぞろえを生んだのだろう。宝探し気分を味わえるが、体力がないときは、前を通るだけで疲れてしまうようなカオス状態だ。

ぐるっと店内をまわったレイカさんは、ブランド品が陳列されたカギのかかったガラスケースに、ファッション誌のブランドバッグの「レアもの特集」に出ていたバッグが、定価の一割引の約八万で売られているのを見つけた。レイカさんの胸は高鳴った。

「これは買うしかない！」

アルバイト代が入ったところだったので、衝動買いした。数日後、新宿に出る用があったため、靴下をまとめ買いするつもりで、また店にいき、ついでにブランド品のショーケースをのぞいた。

今度は、見慣れない型のヴィトンが、四万円で売られている。店員に聞くと、数年前のモデルだという。「みんなが持っていないのがいい」と、急いで銀行にいき、アルバイト代と、こづかいとしてもらう月三万円の残りをかき集めて買った。

「それから『あそこはあるぞ』って、目をつけたんです」

ただ、学生時代は、クレジットカードを持っていなかった。欲しいものを見つけても、買えないことが多い。

「欲しいのが見つかっても買えないのは悲しい。だから、あんまり行かないようにしていた。すごく気になっていたんだけど」

卒業して一人暮らしをはじめると、新宿が乗り換え駅としていっそう身近になった。自分名義のカードも持った。一人暮らしに必要なこまごましたものを買うにも、ディスカウント店は都合がいい。タオル、食器、缶切りなどを買うついでを口実にして、週に一度は寄るようになった。夜遅くまで、さまざまな人種の人たちがあふれる活気も楽しかった。

バッグの品ぞろえは不定期に変わる。人気商品は割引率が低くて「お得」な感じがしないし、まったく見かけない型のは、ニセモノの可能性がある。欲しいものにはなかなか出会えず、じっさいに買うのは月に一つか二つ、合計金額は多くて一〇万だ。

バッグに出会えなかったときは、生活用品や食料品を買いこんで、気持ちを満足させるようにしている。

## 見つけたらソクガイ

「何十万もするのは、はじめから見てません。いいのはわかるけど、お給料安いですからねー。それより、お気に入りを見つけたときの喜び。出会えたー、待っててくれたんだねーって思う。私ってじつはうるさいんです。あるんですよ、好みが。色とか形とか、微妙に。ほしいと思うのは、なかなか売ってない。だから、見つけるとすごくうれしい。その出会いがほしくて、通ってるんですよ」

明るく笑うレイカさんを見ていると、「買い物依存症というのは誤解だったか」と思う。

しかし、こんな言葉が気になった。

「二日続けて行かなかったことは、めったにないですね。いいのはすぐ買われちゃうから、まめにチェックです。週に三回か、四回ぐらいは行く。見つけたらソクガイ！　ですね」

月に一コしか買わないバッグを、週に何度も見にいくというのに、違和感をおぼえる。

私は、自分の買い物依存症の体験をざっと話して「じつは、自分と同じかな、なんて思ったんですけど」と言った。レイカさんは「そうだったんですか。落ち着いて見えるのに、想像つかないですね」と、私がそんな体験をしたということに、素直に驚いた。

「私は、エリノさんみたいに『買ったあとで後悔する』ことはぜんぜんないです。買わなくて後悔したことはあるけど」

どんな「後悔」だったのかと聞いてみた。あるバッグを気に入ったが、買うほどではないと思い、帰途についた。しかし店を出て一〇分ほどで「やっぱりほしい」と思い、引き返した。が、もう売れてしまい、残ってなかったという。

「悲しくて眠れませんでした。見つけたらソクガイ、絶対ですね」

店に寄らずに新宿で私鉄に乗り換えてから「やっぱり行けばよかった。こうしてる間に、だれかが買っちゃったかも」と、後悔したこともあるという。じっさいに引き返したこともあるが「そういうときに限って、もう一一時とかになっている。新宿に戻って買い物なんかしてたら、終電なくなっちゃうから、あきらめるしかない。しまったー、なんで帰ってきちゃったのかなーって後悔します」。

わざわざ引き返すなどの衝動性や、「後悔するのがこわい」や「寄らないと気になる」など、新たなストレスの原因になっている可能性を考えると、彼女に「ブランドハンティング依存症」とレッテルをはりたくなる。

レイカさんが勤める編集プロダクションは、朝一〇時から六時が定時だが、夜一〇時や一一時に電話しても、常に人がいるという忙しさだ。はじめに会ったときも「九時ぐらいまでは会社にいます」と言っていた。編集者として一人前になるには、多くの人に出会い、人脈や見聞を広げていくのが必要だ。

ブランドハンティングに追われるのは、正社員をめざすレイカさんにとってマイナスにならないだろうか。

**リボ払いに耐えられるか**

レイカさんは「何十万のは見てない。安くて気に入ったのだからいい」と言い、私も「自分をちゃんと抑えているんだな」とそのときは思った。でも、冷静になってみれば、十数万の収入で、七万円のバッグを「安い」と感じるのは、やはりおかしい。

それに、彼女の愛用する「リボルビィング払い」は、高い利息がつく。安く買えたぶんは、その利息で張消しにされているかもしれない。

編集プロダクションは、人脈と企画力が資本みたいなものだから「レギュラーが一つ減ったから、社員を一人減らす」のはよく聞く話だ。契約社員という立場はさらに不安定である。もし職を失ったら、リボ払いの請求をどうするのだろうか。月に一コは、「抑えている」どころか、生活をたちゆかなくさせるかもしれない危険な行為だ。

「ローンが払えなくて、バッグを質入れしたことあります。箱もちゃんととっておいたのに、定価の二割ぐらいだった」

私は「買うのをがまんしようとは思いませんか」と聞いてみた。

「しようと思うけど、手に入れられなくて、後悔するほうがこわいですよー」

冗談めかして「もっとマダムになってからにすれば？」と言ってみた。

「若くて似合ううちに持たないと、もったいないですよ。女子高生だってヴィトンを持ってるんですから。私もファーストシャネルは高校のうちにって、バイトしましたもん」

ブランドをほしいと思い、買いたくなるのは当たり前。まして、好みのうるさい自分が出会った好きなバッグであれば、がまんするなんて、思いもよらないのだろう。聞けば「会社の飲み会は、誘われたうちの半分いくぐらい。お金もないし、食事とかにお金かけるの、もったいないと思っちゃう」という。

朝は食べないが、昼は定食などをしっかり食べる。だから夜は「新宿のマックとか、家に帰ってコンビニおむすびとか」ですます。本も買わない。

「ファション誌は会社でとってる。持ち出しは禁止なので昼休みに読みます。ブランドの特集は、こっそりカラーコピーする」

彼女の夢は「まず正社員、それから自分の読みたいと思える本を作る」。それはかなうのだろうか。

## マイナス感情をおそれるな

レイカさんを見ていると、彼女が「悲しい」「くやしい」「さびしい」「つらい」など、マイナスの感情を「がまんできない！」のを感じる。これも、依存症への坂道だ。

レイカさんは「後悔する」という感情におちいるのをおそれ、新宿に足しげく通い、「見つけたらソクガイ！」を習慣にしていた。しかし、もともと彼女の収入には見合わないバッグなのだ。「買えなくて残念」だとしても、あきらめるしかないはずだ。

「欲しいのに買えない。くやしい、悲しい、腹立たしい」

はじめはマイナスの感情が苦しくても、やがて「でも買えないんだから、しかたがない」とあきらめたり、「がんばって、いつかは買えるようになろう！」と発奮したり、「あれだけはどうしても欲しいから、あえて買おう」など、折り合いがついていくものだ。その習慣のない彼女は、「欲しいもの」の対象が今よりもっと広がったとき、多重債務者におちいる危険性がある。

また、仕事に熱意を向けられない状態では、編集者としての夢や正社員の座は遠のく。その焦りやいらだちが、彼女をさらに追い詰めるのかもしれない。

マイナスの感情をがまんできない人がふえているのを、よく感じる。大学や専門学校では、こんな質問をよく受ける。

「自分の作品が酷評されると、ショックを受けてしまい、次の作品に手がつかなくなる。すぐにヤル気が出る方法を教えてください」

「私、ダメなんです。面接試験に落ちるたびに、すごくおちこんじゃう人なんです。すぐ元気になれるような、楽しい遊び場を教えてください」

ショックを受けたら、おちこむのは当然なのに、まるでそれが「いけないこと」と思っているような口ぶりが共通する。そこからすぐに立ち直る方法など、あるわけがない。ふとんをかぶって泣きじゃくりながら、現実と折り合いをつけるしかないのだ。そのプロセスで人は成長するものなのに、そんな質問を寄せる人は、「自分がおちこんでいるという事実におちこんでしまい、よけいに苦しくなる」のである。また「教えてください」という、依頼心の強さも気になる。

マイナス感情をおそれる人たちは、自分の心が傷つくのをおそれる。と同時に、他人の心を傷つけることもこわがる。

講演に参加してくれていた大学生の女性が、私がいる控室に相談にきたことがあった。

「好きな人に告白したいんだけど、していいものか、すごく迷っている」

相手は、アルバイト先のファミリーレストランの正社員だという。私は「いきなり告白するんじゃなくて、とりあえずお茶か食事にでも誘ってみたら」と言ってみた。

「だけど、いきなり二人でとか言ったら、絶対に警戒されるじゃないですか。なんの話かなーとか、断りたいけど悪いかなとか。だったら、最初っから言っちゃったほうが、むこうも楽だと思う。でも断るって、やっぱりアレだし、気を使わせちゃいますよね。遊びとかじゃなくてホントに好きなんで、負担になるのイヤなんです」

好きだと言われて、イヤな気がする人はいない。ダメもとでぶつかりたいのなら、とにかく私の気持ちはこうだと、ストレートにぶつけてみてはどうだろうか。

「でも、その人って、親と関係が悪いみたいなんですよ。家に住んでるのに、親とは一年ぐらい口きいてないって言ってた。それに、一ヵ月ぐらい前に、車で事故ってるんです。悪いタイミングでコクられたら（告白されたら）、すごい負担じゃないですか。ホント負担になりたくないんです。だから、どうしようと思って……」

そこまでの配慮は「やさしさ」とはちがうと思う。「人を傷つけるかもしれない」という重みに耐えられない。しかし、告白はしたい。その葛藤を「がまん」できなくなった彼女は、私に「なんとかしてくれ」と、依頼心をぶつけてきたのだと言える。

# 海外旅行依存症

## 年に七、八回の海外旅行

派遣社員について取材をしていたとき、知人に紹介された女性といっしょに現れたのが、二七歳のユミさんだった。「海外旅行したくて、派遣社員になった」と紹介されたので「どんな国に行かれるんですか」と聞いてみた。答えは「べつに、近場ですよ」とそっけない。かえって興味をおぼえ、あれこれ聞いてみた。この数年間に、中国、台湾、香港、シンガポールにそれぞれ七、八回出かけている。短ければ三日、長くても一週間。長い滞在は、二ヵ月かけてヨーロッパをまわったのと、それぞれ一〇日ほどのタイ、バリ島、ハワイ、ベトナムぐらいだという。

「旅行したくて派遣になったというか……。きっかけはそうですけど、べつにのめりこんでませんよ。ときどきがまんできなくなって、近場にとんでいくだけ」

たしかに、近くてポピュラーな国が多くて、期間も短い。そのために派遣社員になるほどの旅行好きとは思えないが、それにしては回数が多い。ざっと計算しても、年に七、八回になる。そのアンバランスさが、私は気になった。

彼女たち二人に会ったのは平日の夕方だ。新宿のカフェでパスタを食べながらの取材が終わったあと、私は「ちょっとお酒でも飲みませんか」と誘ってみた。もう一人は「用がある」と帰ったが、ユミさんは「じゃあ軽く」と答え、二人でビヤホールに出かけた。

ユミさんは宮城県の出身で、大学進学のため上京した。服装は、プリントが薄れかけたTシャツにジーパン。使い込んだ布のショルダーバッグに、後頭部で無造作に結んだ、のばしっぱなし風のロングヘア。お金をかけている様子はない。ノーメークのかわいらしい顔だちのせいで、学生といっても通りそうだ。

ビヤホールでも、私が「何か、おつまみ、選んでくださいよ」と言ったら、メニューを熱心にながめ、値段を気にしている様子がうかがえる。飲食代は、必要経費として編集部に出してもらえると説明したら、ホッとした様子で、チーズ盛り合わせと、生春巻をたのんだ。

「旅行は好きですよ。本当は、もっと遠い国に行きたい。でも、お金がかかりますよね。南米なんて、エアだけで二〇万とか。向こうではお金かからないから、行けばなんとかなるんでしょうけど、その二〇万が、なかなかできなくって」

**海外へ行っても観光はしない**

自嘲するような表情になって、「それに……。楽しいのは、はじめの日だけですから」と付け加えた。気になる言葉だ。

「あ、出発の前の晩も楽しいですよ。前の旅行の写真見て『また、ここへ行こう』とか、店の人とうつってる写真をアルバムからはがしちゃって『会えたら渡そう』なんて。遠足の前とおんなじで、うれしくて寝られないんですよね」

うれしさが最高潮になるのは、海外の空港の建物を出た瞬間だという。空気のにおい、看板の文字、人々の服装、道ばたの雑草もみんなちがう。「やっと来たんだなー」という感激にひたりながら、街に向かう。安いTシャツをいっぱい買いこみ、日本ではめったに乗らないタクシーをとばし、市場で、買い食いをする。

「……でも、ワクワクしてるのはそこまでだなあ。ホテルの部屋に入るでしょう、むこうの缶ビールとか買って。ぼーっとしてると『あと何泊で帰るんだ』って、一日目から思っちゃう。あとはブルーゥッ、かな」

ホテルに落ち着いたころから、気分がどんどん下り坂になっていく。疎遠になっている友だちに、たまには手紙を出そうと住所録を持っていくが、絵はがきを買う気にもなれない。いつも一人旅だから、人と話すには、こちらから話しかけなくてはならないが、それもおっくうになる。

「観光？　しないですねえ。同じ国に何度もいってるし、どこの国でも、都市って、そんなに見るものないじゃないですか。ぐるぐる歩きまわったり、市場のぞいたり、お茶を飲んでボーッとしたり……。ホテルにこもって、テレビを見てることもあります。あいだじゅう、ずーっと同じことを考えてますよ。『帰るのやだなー』って」

いちばんつらいのは、帰国の便に乗るため、空港に向かっているときだという。

「早く次の旅行にいきたくて、ジリジリする。日本じゃない国にむかう便に乗りたいって、すごく思う。自分が乗った飛行機が落ちれば帰らないですむなーって、ぼんやり考えることもある。帰りの飛行機の中で手帳を広げ、次はいつ旅立てるか、スケジュールを考えてます。成田で、これから出発する人を見ると、うらやましくてたまらない」

ユミさんの「帰りたくない」という気持ちはわからないでもない。使い残した外国通貨は、どうせまた行くのだから、そのまま残しておいたほうが得だ。でも、円に再両替しないと、今夜の晩ごはんが食べられないような状態だという。貯金はゼロ。家に着いたら、電話が止まってたことも三回ぐらいあるそうだ。次の海外旅行どころか「明日からどうやって生活しようか？」なのだ。

## 派遣社員のストレス

しかし、だったら、そんな「楽しいのは初日だけ」の旅行に、なぜ、出かけていくのか。

「やっぱり、仕事のストレスですね」

パスタを食べながらの取材で、派遣社員の現状がたいへんだという話を聞いていた。ユミさんを連れてきてくれた女性は、二〇代なかばからずっと派遣で働く三六歳だ。彼女は、こんなエピソードを話してくれた。

「以前は一年、二年の契約が多くて、それなりに人間関係もできた。でも、この不景気では、契約が一月、二月の単位です。『はじめの一ヵ月の働きで、様子を見る。よかったら一年にするから』って言われて、必死に仕事しますよね。すると、二ヵ月めから、めいっぱい働いてた仕事量を基準にしてスケジュールを組まれちゃう。しかも『やっぱり人が足りてるから、三ヵ月でいい』と言い出されたり。はじめから三ヵ月のつもりだったくせに、エサをちらつかせて、めいっぱい働かせるんですよ」

べつの取材では、こんな言葉も聞いた。

「正社員は『そこまでできませんー』って平気で言って、途中でも帰っちゃう。でも派遣は、断ったらクビでしょう。サービス残業してでもこなしますよ。そうすると、正社員はぜんぜん仕事をおぼえない、だから、私たち派遣のほうが重労働になる。それでも、待遇は天地の差。もういやだ！　ってキレて反抗したら、クビですからね。つらいっス」

ユミさんも言う。

「一〇歳上のいとこが、バブルのころに派遣をやってたんです。私とちがって、海外旅行が本当に好きな人。インドを一ヵ月かけてまわったり、ネパールの民宿に半年も住み込んでみたり……。旅行から帰ってくると、成田から派遣会社に電話して『一ヵ月ぶりに帰ってきました。お仕事ヨロシク』と言っておく。家に着くと、もう次の仕事のファックスが届いていたそうです。いとこは『そろそろ落ち着こうかな』って言い出したころに、派遣でいった会社で気に入られて、正社員になりました。今も、その会社で働いてますよ。電機メーカーのパソコンソフトの開発部門です」

ユミさんは一人っ子だ。近所に住むそのいとこを、姉のように慕って育ったという。高校も、都内の大学に進学したのも、いとこのまねだ。大学卒業後に就職したメーカーが「あんまりイイ感じじゃなくて」、半年であっさり辞めたときも、いとこの派遣社員体験が背中を押してくれたという。

ユミさんの話で気になったのは、いとこが派遣社員でうまくいったのは「時代がよかったから」と強調する点だ。

しかし、いとこは、長期の旅行を楽しみながらも、日本にいる合間にパソコンの学校に通うなど、努力を重ねていたようにも聞こえる。派遣先で評価されたということは、まかされた仕事をきちんとこなし、周囲の人との関係もよかったからだろう。

## 不完全燃焼のジレンマと悪循環

しかし、ユミさんは「派遣会社の人もスキルアップしろって言うんですけど、お金がないし……、勉強するより、まずお金がいりますからね」。どうしても旅行したくなり、「今週末は四連休にします」と急に言い出して、ひんしゅくをかったこともあるという。

「休みが終わるギリギリまで海外にいるから、翌日はすぐ仕事ですよ。旅行の前はうれしくて寝られないんですけど、仕事の前は、明日がイヤでイヤで眠れない。睡眠不足で会社に着くと、会社を休んでた後のフォローをする気にもなれないんです。そうすると『生意気』とか『ずうずうしい』とか言われちゃうんですけどね」

派遣社員の状況がきびしいことに加え、ユミさんのそういう態度も、環境を悪化させているのではないか。働きにくさからストレスがたまり、海外に行きたい気持ちを抑えることができない。

無理に出発するわけだから、期間は短く、行き慣れた場所になってしまう。満喫するには至らず、不完全燃焼で帰れば「お金の問題」と「さらにいづらくなった職場」が待っているのだから、さらにストレスがつのる。

お金や仕事の問題だけではない。友だちとも疎遠になってしまった。ユミさんは年賀状を出さないという。旅行のせいで書くタイミングを失いがちなこと、ハガキ代さえ負担になることが理由だ。かわりに、海外から絵はがきを出すつもりが、ちっとも実行できないことはすでに書いた。古い友だちとは音信不通だ。派遣先で知り合った人たちとも、自然に縁が切れてしまう。

「派遣仲間がいないと、困ることがあるんですけどね」

派遣会社によっては、経営が不安定だったり、当初の約束とちがう条件を示してきたりする会社もある。どこが安心でどこがあぶないか、正社員による派遣イジメがあるから行ってはいけない企業はどこか。仲間がいないと、それらの口コミ情報が入らない。じっさい、すぐにでも仕事があるようなことを言って、「マナー研修」という講習を自腹で受けさせられながら、一度も仕事を紹介しなかった派遣会社にぶつかったことがあるという。

「派遣仲間と情報交換ができてれば、避けられたはずなんですけどね」

宮城県内に住む両親にも借金がある。頭があがらないので、帰りづらい。お正月やお盆には「帰るんでしょうね？」と電話がかかってくるが「仕事が忙しい」と、うそをついてのがれる。

「電話もめったにしません。たまにすると、お金の話と思われて、警戒される。じっさい、そうなんですけど」

## 焦燥感にかられて行く

ユミさんの表情から伝わってくるさびしさに、私もため息が出た。ビヤホールにつきあい、ストレートに語ってくれたのも、人恋しさゆえかもしれない。

私は、こんな提案をしてみた。

「中国や台湾に行きたいのを五回がまんしたら、もっと遠くまで行けるし、期間も延びますよね。ちょこちょこ出かけるより、回数をしぼりこんで、たっぷり満喫するというのはどうですか」

ユミさんは左右に首をふった。

「私もそうしたいんです。二泊三日でとびだすなんて、バカだなーって。でも、がまんできないんですよ。ほら、ラーメンとか、急に思いついて、どうしても食べたくなることがあるでしょう。ああいう感じなんです。前に行った上海の町並みをフッと思い出して、今、どうなったかな……と考える、そうすると、そこに行きたくてたまらなくなる。何をしても楽しくない。テレビで中国のニュースが出ると、見るのがつらくて、消しちゃったり」

そんな焦燥感にかられ、「行く！」と決める。

「決めたとたん、楽しいことが、ドーッと出てくるんですよ」

インターネットで安いチケットをさがす。ホテルを選ぶ。地図をながめて、何をしようか考える。その国に関する情報をネットで見つける。

「行く前は楽しいけど、行っちゃえばあんまり楽しくない。わかってても、やめられないんですよ。帰ってくるときはイヤだけど、行く前だけでも楽しい思いができるんだから、いいかなって思う……」

私はユミさんとそっくりな話を、薬物に依存していた経験のある女性から聞いたことがある。

## 薬物におぼれる心理と同じ

三〇代の前半だという彼女はこう言った。

「わかってるんですよ。あとですごく後悔するってことが。だけど、一瞬だけでもいい気分になれる方法が目の前にあるのに、がまんするって苦しいじゃないですか。苦しさに耐えるぐらいなら、あとで後悔したほうがいい……と思ってしまうんです」

依存していた薬物がなんだったのか、だれから手に入れたのか、彼女ははっきり教えてくれなかった。「元気になれる」ドラッグだという。

彼女がそんな状態におちいっていたのは、暴力をふるう夫からのがれて、祖母が一人で住む地方の家に、そっと身をひそめていたときのことだ。

友人に連絡をとると、夫に所在を知られてしまうかもしれない。だれにも居場所を言わず、電話もかけなかった。「夫がここをさがしあてるかもしれない」という不安をかかえ、お金もなかった。

夫は、彼女の両親にはいい顔を見せていたから、「夫の暴力は口実で、わがままで家出したんだろう」と思われているのもつらかった。

薬物におぼれかけて三ヵ月ほどたったとき、夫が交通事故で死んだ。実家にもどり、薬物依存から立ち直ることができたが、それまでは、こんな生活だった。

「夕方に起き出して、ちょっぴり〝入れる〟。元気が出て、近所のいなかのスナックとか行って、オヤジのお客と大騒ぎ。若い女性の少ない地域だから、オヤジたち大喜びですよ。客みたいな、バイトみたいな感じで、お金なんか払わないで飲んでました。そのまんまワーッとカラオケボックスとか行って。こっちは〝きまってる〟から、とにかく元気いっぱいで……」

明け方、家にたどりつくと、死んだように眠る。熟睡できず、夫におそわれた夢を見たりする。夕方になって目が覚めても、体はだるい。ゆうべの行動を思い出すと、自己嫌悪にかられる。

彼女ははっきり言わないが、スナックで出会った男性とホテルに行ったり、お金をもらったりしていたようだ。祖母は野菜たっぷりの食事を用意してくれるが、食欲がなくて食べられない。がっかりした祖母に朝帰りをなじられると、カッとなって言い返し、泣かせてしまい、また自己嫌悪がつのる。

薬物に依存したせいで生じたきしみが、生活の質を低下させる。孤独や、自己嫌悪が、さらに依存に追い詰めていく。ユミさんが海外旅行に出かけてしまう心理と、彼女が薬物におぼれていく心理とは、まったく同じである。

以前、旅行会社の人に「お客さんで、海外旅行依存症みたいな人はいますか?」と聞いたら、ヤリ手の営業マンはニヤッと笑った。

「たくさんいらっしゃいますよ。すばらしいお客さんです」

さて、ユミさんとビヤホールに来てから、二時間近くたっていた。

「ごちそうさま。そろそろ帰って、準備をします。来月、カンボジアに四泊五日でいくんですよ！　はじめての国だから楽しみ。家賃を払えないので、親に交渉しないと。どうせ後悔するんですけどね」

「ずっと今の生活を続けるつもりですか？」

「そうですね……。親は、私が帰ってくるのを待ってるんです。どうにもならなくなったら帰るつもりです……」

# なんでも依頼する女性

## 依頼心という厄介なもの

本書に登場する女性たちが依存している対象は、だれもが日常的に接しているものだ。休日のショッピングでストレスを解消する女性が多い中で、なぜ、ある女性だけが買い物依存症にまでおちいるのか。食事はだれでもするのに、なぜ、一部の女性だけが、過食症におちいって苦しむのか。

取材をすすめるうちに依存症になりやすいタイプがあるのに気づいた。その特徴の一つが「依頼心の強い女性」である。自分のことなのに、他人に「なんとかしてくれ」と、ゲタをあずけてしまえる人は、依存症になりやすい要素を持っているのではないか。

複数の医師から「依存症治療の現場で、依存症を治そうとして受診するのではなく、『依存症で苦しいから、なんとかしてほしい』と、問題をこちらにおまかせするつもりで来る人が多い」と聞いた。依存症は、心に原因があっておきる病だ。それを治療するには、本人がその原因を直視し、もともとの問題を解決する必要がある。医師やカウンセラーは、依存症を治す手伝いをしてくれるものの、「黙ってすわればピタリと治る」というわけにはいかない。

風邪にたとえれば、医師のもとに行って「忙しくてゆっくり眠る時間もないし、食事もろくにとれない。でも仕事を休むのはイヤだし、遊びの予定はすべて消化したい。だから、すぐに風邪を治してくれ」というのと同じだ。

私が取材したなかで、当人の「依頼心の強さ」に驚き、あきれ、それがかえって興味をひき、長いインタビューになったケースがある。「作家になるステップとして、漫画の原作をやってみたい」と言ってきたキヨコさんだ。

**物書きになりたい三〇歳主婦**

小さなライブハウスで演奏が終われば、メンバーも客席にやってきて、大半が知り合いであるお客にまざる。そんなバンドのライブに通ううちに、「名前も職業も知らないし、話もしたことがないけれど、おたがいに顔は知っている」という間柄の人が何人も出てくる。

キヨコさんも、その一人だった。年のころは三〇をちょっと過ぎたぐらい。その日のよそおいは、シンプルなカシミアの黒いセーターに、金のペンダントをぶらさげ、地味なチェックのロングスカート、足もとは流行のブーツだ。

肩甲骨まで垂らしたストレートのロングヘアは、手入れがゆきとどいてツヤツヤしている。耳の両脇の髪を指の太さほどつまんでねじり、後頭部の真ん中で一つにまとめ、バレッタで止めたヘアスタイルは、いささか古くさい。ととのった顔立ちで、よく見ると美人。全体に、保守的で堅実な感じがする。

彼女より、六つ七つ年上に見える夫と、いつも二人でやってくる。派手な服装が多いライブハウスの中で、保守的な服装が異質にさえ見える彼女に比べ、夫は明るいプリントのシャツを着て、後ろの髪をひとつにしばった「ちょんまげスタイル」。だいぶ広くなってきたおでこと、鼻の下のヒゲが印象的だ。堅実なサラリーマンには見えず「ライブに来るのは、彼の趣味なんだろうな」という感じがする。

二人の顔をおぼえてから一年ほどたっていただろうか。キヨコさんが私に近づいてきて、私が漫画の原作を書いていると人に聞いた、その漫画誌も読んだと言う。そして「漫画の原作って、どういうものなんですか」と聞く。

私は顔見知りの気安さから、裏をメモ用紙がわりに使っている古い原稿を一枚、バッグからとりだして見せた。

「ドラマの台本と同じですよ。状況説明を書いて、セリフを書くんです」

彼女は、熱心にながめ、質問してきた。この原稿一枚で、漫画は何ページになるのか。どんなきまりごとがあるのか。原作の書き方を解説した本などはないか。一般的な興味というよりは「自分が書くための参考」という感じがする。

私が「漫画の原作の解説本は心あたりがないが、シナリオの書き方の本はたくさん出ている。それを参考にすればいい」というと、大きくうなずいてから言った。

「物書きになりたくて、小説やエッセイを書いてるんですけど、漫画の原作もすごく興味があるんです」

彼女は設計士である夫の事務所を手伝う主婦だという。子供はまだいないが「私も三〇になっちゃったし、そろそろ欲しいねって、夫と意見が一致している」。川を渡れば東京、という埼玉県内の住宅地で生まれ、高校は都内の私立にすすんだ。短大も、卒業後に勤めた住宅販売会社へも、自宅から通った。

二三歳で、仕事で知り合った設計士と結婚し、じきに退職。ほぼ同時に、彼が会社をやめて事務所を開いたので、経理の勉強をしたり、電話番をしたりして手伝ってきた。都心から一時間半ほどかかる、立川市内のマンションに住んでいるという。

文章を書きはじめたのは、二年前だ。

「夫はバリバリにパソコン使うんですけど、私は敬遠してたんです。帳簿なんかも手書きで。でも夫にうるさく言われて、三年ぐらい前から、ぽつぽつ習いはじめたんです。練習のつもりで日記をつけはじめたんですけど、そうそう毎日は書けない。一週間ぶんとかまとめて書いてみたら、けっこう書けるんですよ！　友だちにメールで送ったら、けっこう好評で。本や漫画はもともと好きだし、これだ！　と思ったんです」

そして、彼女はためらいがちに付け加えた。

「あの……。漫画の原作を書いてみるから、読んでもらえます？」

私は「ライターになりたい」や「マスコミに就職したい」という女性に、業界情報の提供や相談をもちかけられると、基本的に応じることにしている。未知の人に会うのは大好きだし、取材のヒントになるかもしれない。

もっとも、私は「その作品は完成しないだろうな」とひそかに思った。彼女からは「書きたい！」という、切実なものを感じなかったからだ。

現在の生活に満足しているふうで、夫についても「困るんですよね。制限の多い仕事のほうが燃えるとかいって、土地がせまい、予算少ない、希望だけは多いっていう、もうからない仕事に熱中しちゃうんですよ。まあ生活していけるし、芸術家タイプだから、それぐらいはね」と、愚痴とも自慢ともつかない口調で話す。

カシミアのセーターは高価そうなかがやきをはなっているし、手首にはオメガの時計。なるほど、生活には困っていなさそうだ。

私は「仕事の都合で、すぐには拝見できないかもしれませんが、それでよかったら」と、仕事場の住所を教えた。

## どうしようもない一〇部の原稿

三ヵ月ほどして、キヨコさんから宅配便が届いた。あけてビックリ、分厚い原稿だ。一〇〇枚はあるんじゃないだろうか。十数枚ずつ、ホチキスで止めてある。よく見ると、まったく同じ原稿が、一〇部あるのだった。その意味をはかりかねながら、原稿にサッと目を通した。が、漫画原作や、作文の添削指導の経験を持つ私には、この作品が難物だとすぐわかった。

主人公の主婦が、平凡な生活に退屈しているという描写が、冒頭から三分の二まで、えんえんと続いている。後半にさしかかってから、唐突に登場した老人が「若いころにやり残しがあると、年をとってから後悔する」とさとす。触発された主人公は、デパートに出かけ、いつもの平凡な服装とはうってかわったキャリアウーマン風のスーツを買い、髪型も変えて変身し、住宅販売会社の面接試験を受けにいくところで終わる。

数行ですむ場面を、「あ……」や「……」の短いセリフを多用して引き延ばしているから、枚数のわりには内容がない。老人の出現や面接試験は、いかにもつじつま合わせのようで、説得力がない。やたらに長く、説明口調のセリフも気になる。しかも、すでに書き尽くされたこのテーマならば、漫画家は原作なしで書ける。

そうした欠点は、すぐ挙げられるのだが、全体としていちおう形になっているところが

〝難物〟と思う理由である。実体験らしい主婦の心情は、すじみちが通っているし、主婦が変身するシーンにヤマ場を持っていきたいという意図もわかる。これはこれで完成しているので、「ここをこうすればよくなる」という具体的な指摘がしにくく、手の入れようがないのだ。

しかも、たぶん、本人は、この作品に自信を持っている。倒置法や比喩のレトリックを、これみよがしに多用している点からも、それが伝わってくる。それに、封筒に入っていたのは、一〇部の同じ原稿だけで、手紙などはいっさいなかった。「お忙しいところ、申しわけないんですが……」や「はじめての作品なので、まだまだだと思うんですが……」などの添え書きなしで、ドサリと送りつけてくるところにも、自信に裏打ちされた傲慢さを感じる。

私は、ひきうけたことを後悔した。作品の批評をするには、キヨコさんの「自信」や「傲慢」に向き合わなくてはならない。

作品が送られてきて一〇日ほどたち、キヨコさんから「用事で近くまで行くから会えないか」と電話があった。私は、一回会うことで、彼女との関係にケリをつけようと思った。

## 意見には耳をかさず、反論する

仕事場に近い、セルフサービス式のカフェでキヨコさんと会った。彼女は、あいさつもそこそこに「どうですか？」と聞く。「主人公の気持ちがリアルに出ている」など、あたりさわりない感想を述べたが、彼女は納得しない。「それから？」「直すところは？」と、矢つぎばやに追求してくる。「字が多いと読者が読んでくれないから、セリフはもっと短いほうが……」と言いかけたら、キヨコさんは「えっ、長いですか。そうかもしれないけど、それには理由があるんです」と、私の言葉をさえぎった。

「しっかり書き込まないと、読者に伝わらないじゃないですか。……それから？」

私は「もうちょっと、具体的な情報をもりこんだほうがいいと思います。たとえば面接を受けにいきますが、なぜ住宅販売会社なのか……」、キヨコさんは、また「それはですね、ちゃんと考えてあります」と、また私の言葉をさえぎった。

「あの仕事って、主婦の感覚をいかせると思うんですよ。辞めて主婦になってから、『ここはこうすればよかった』っていう発見がずいぶんあるから」

私が「それそれ、そういうオリジナルの情報を盛り込んだほうがいいんですよ」と言いかけると、また「でも」とさえぎって「そんな話、おもしろいですかねー」と口答えする。批評してほしいと言ってきたくせに、相手の意見には耳をかさず、反論する。人の話を聞く耳を持たない人だ。そんなに自信があるなら、私の助けなどいらないだろう。

私は適当に話をきりあげて「これから忙しくなるので、作品をゆっくり拝見する時間がない。プロをめざすなら、原作の新人賞に応募してみるのも一つの方法ですよ」と逃げをうった。一〇部の原稿を返そうと、テーブルの上で彼女のほうにすべらせると、彼女は「えっ」

と、不本意そうな表情をして、こう言った。

「賞やなんかだと、結果発表まで時間がかかりますよね。それに、ちゃんと読んでもらえるかどうかわからないじゃないですか。エリノさんから編集の人に配ってもらおうと思って、一〇部いれたんですけど。直すとこがあるなら、そこを教えてください。書き直して、またコピーしてきますから」

私は、ここで彼女の「依頼心の強さ」に気づき、驚いた。手紙も菓子折もなしに原稿を送りつけておきながら、私がホイホイと編集者に配って歩くだろうだなんて、なんてムシのいい期待なんだろう。「直すところがあるなら、教えてくれ」もすごい。生まれてはじめて書いた漫画原作を、編集者の目に止まるレベルにまで練り上げてみせろというのか。


**「一皮むけたいんですよ」**


あとになって、こんな言葉も飛び出した。

「知り合いで、元気社っていう出版社にいる編集者がいるんです。友だちが作ってるミニコミにエッセイを書いたんで、その人に送ったんだけど、忙しいとか言って、読んでもくれないんですよ。わざわざ五部も買って送ったのに」

彼女の宣伝係をつとめるのは断ったものの、私は、だんだんキヨコさんへの興味がわいてきた。「図々しい人」とかたづけられない何かがありそうだ。話題を切り替えて、キヨコさんの生い立ちや「なぜ、そんなに作家になりたいのか」を聞いてみることにした。

「私の人生って、全然なんのひっかかりもなく、スーッとここまで来ちゃったんですよ。このまま子供ができちゃったら、またスーッと進んじゃうと思う。子育てに入る前に、何かひっかかるものを作っておかないと、私の人生なんだったの……って、後悔すると思うんですよね。主婦のお遊びでミニコミに書いてるとかじゃなくて、ちゃんとプロになりたいんですよ。勉強するつもりもあるし、根性はありますよ。漫画の原作も書きたいし、小説も書きたい。エッセイだっていっぱい書いてます」

私が「生きがいがほしいということ？」と聞くと、そうだとうなずいた。

「なにが不満というわけじゃないけれど、一皮むけたいんですよ」

その一言に、彼女の本音があらわれていると思う。今の生活を根底からひっくり返すのではなく、皮一枚がむけたぐらいの、ちょっぴりの変化がほしい。とぼしい内容とはいえ、最後の一文まで書き終えるには、それなりのエネルギーがいる。「早く一皮むけたい！」というさしせまった思いが、その源になったのだろう。

私は「一皮むけて、どんな自分になりたいんですか」と聞いてみた。

「どんな自分というか、『これが私だ！』って、はっきりさせたい。さっきも言ったけど、スーッと来ちゃったから」

私が「自分に自信がほしいということ？」と重ねると、私の質問を封じるように「まあ、そういうことですよ」とそっけなく答えてから、「それよりも！」と、強い声を出した。

　キヨコさんは自分の原稿をつかみ、私にむかってかかげてみせた。原稿を持つ手に力がこもり、ページがゆれている。

「それで結局、これはいいんですか、悪いんですか！」

## 甘い期待にすがりつく弱さ

　せまってくるような表情を見るうちに、彼女の「自信」が、実は自信のなさの裏返しかもしれないと気がついた。私の批評に反論をくりかえしたのも、実は、自信がないからこそだったのかもしれない。

　ちなみに、彼女のように「私をなんとかして！」と、せまる態度はパッシブ・アグレッシブと呼ばれるそうだ。受動的攻撃性と訳され、依存症の人によく見られる行動パターンである。

　私はちょっぴり意地悪な気持ちになって「キヨコさんは、この作品に自信があるんですか？」と聞いてみた。キヨコさんは「すこしは」と即答したあと、「でも、はじめてですからね」と、弱気な一言を付け加えたものの、目を光らせて、じっと私を見る。答えを聞くまでは帰らないというような、強い意志を感じる。同時に、私に「まさか、悪いとは言わないわね？」と、プレッシャーをかけているようでもある。

私は、本当のことを答えることにした。

「原作者には、漫画家がフォローしきれない最新情報や、独自の視点の提供が求められます。まずは自分の得意分野を持ったほうがいいでしょう」

キヨコさんの目の光がうせた。「そうですか」とそっけなく言って、彼女は原稿をしまった。私のアドバイスは役に立たないと判断したのだろう。

キヨコさんは話題を変えた。

「編集の人がいっぱい集まる店があるっていいますよね、新宿のゴールデン街とか。どの店なんですか？」

「漫画家の人にも会ってみたい。漫画家の人が来るパーティとかあったら行きたいんで、誘ってくださいよー。会費は払いますから」

はじめての作品がいちおう形をとっているのを見ても、頭がよくて、器用なことがわかる。原稿を書き、人に見てもらおうという行動力や、「編集者に見せるのが近道だ」と判断する社会性もある。作品の自己弁護をやめて地道な努力を重ねるなら、「一皮むける」可能性はあると思う。だが「一皮むけたい」とあせる彼女には、そのプロセスをふむ余裕がない。

とんでもなく甘い期待をいだくことができてしまう依頼心の強さが、地道な努力よりもずっと手軽そうで、効果がありそうな「人をたよる」という方法に走らせてしまう。しかし、その強すぎる依頼心が、結局は「協力者になってくれるかもしれない人」を遠ざける結果になる。せっかくの「器用さ」や「根気」も、他人にたよる方向に発揮されてしまうと、マイナスに働く。その悪循環にとりこまれている間は、一皮むけるのはむずかしいだろう。

## 生きがいさがし依存症

それ以来、キヨコさんからの連絡はとだえた。ライブにも顔を出さない。まる二年がたって、ひさしぶりにキヨコさんの夫と会った。しかし、彼にキヨコさんの近況を聞くのは勇気がいった。なぜなら夫は、二〇代なかばぐらいの女性を連れてきているのだ。「仕事関係の人」だと簡単に紹介したが、カウンターにぴったりくっつきあって並んでいる。私が話しかけようとしたら、その女性が、「そのお酒、どんな味?」と言いながら、彼の飲みかけのグラスに手をのばし、口をつけたところだった。

女性がトイレに行ったすきに、やっと夫に話しかけた。

「キヨコさんは元気?」

夫は「まあね」と笑った。私とのいきさつは知らないらしく、彼女の近況をこだわりなく話してくれる。驚いたことに、キヨコさんは、私と会った半年ほど後に、栃木県内の陶芸家のもとに、住みこみで弟子入りしたそうだ。友だちに連れられていった先で、陶芸家の女性と出会い、窯に遊びにいった。小皿を作らせてもらったら、なかなかいい作品ができたのがきっかけで、一ヵ月もせずに「一生のお願い。陶芸の勉強をさせて」と彼に頭を下げたという。

「あいつは器用だし、なんでも最初はいいんだよ。陶芸も、はじめは夢中になって、一ヵ月ぐらいは連絡もなかった。ふたつき、みつきしたら、愚痴の電話ばっかりかかってきて、最後は陶芸家とおおげんかして帰ってきた」

そして今は、新潟県内の農家に滞在し、米づくりの手伝いをしているという。

「やっぱり時代は農業なんだってさ。オレにも、パソコンがあれば仕事できるんだから、いっしょに行こうと言ったけど、そこまではね。好きにやっていくんじゃないの」

夫は、彼女の滞在先の村の名前すら知らなかった。店内にいたキヨコさんと同世代の女性を指さして「彼女は知ってるかも」という。その女性に向かってキヨコさんの名前を出したら、彼女は表情をゆがめた。

「四月にケンカして、絶交したの」

しばらく音沙汰なかったのに、突然電話があり「ゴールデンウィークに田植えをするから、遊びがてら手伝いに来て」と誘われたそうだ。すこし気持ちが動いたが、キヨコさんは「人手があるほうが助かるから、できるだけ大勢で来て」といい、知り合いの名前を数人あげて「みんなにも連絡して。私が知らない人でもいいよ。いっぱい連れてきて」と付け加えたそうだ。

「私が行くとも行かないとも言わないうちに、そうなんだから。腹が立って、なんで私が人集めしなくちゃいけないのって言ってやった。そうしたら、いきなり怒り出して『その言い方はないでしょう！　無農薬のお米を送ってあげようと思ってるのに！』ってどなった。バカバカしくなって『もう電話してこないでね』と言って切ったの。連絡先？　聞いてない。私は用事ないもん」

文章の次は陶芸、そして農業。「生きがいさがし依存症」のあげく、キヨコさんは友人を失いつつある。夫の口ぶりから察するに、彼女の人生は、この先「スーッと進んじゃう」ことはなさそうだ。

# V

# 依存症になる深いわけ

# のめりこむ自己チュー

## パソコンが生きがい

カスミさんとのはじめての会話は、とても印象深かった。

「エリノさん、なんでホームページ作らないんですか」

私の顔をきびしい表情で見つめながら、とがめるような口調で言った。ずっと年下の大学三年生なのに、私の返答は、つい言い訳めいてしまった。

「えーっと、手がまわらないから……ですね。メールとインターネットは使っているんだけど」

その返答では満足してもらえなかったようで、追及の手はゆるまない。

「インターネットができるなら、ホームページなんて、すぐ作れますよ。なぜやらないんですか?」

そこは、私の知人が経営する、編集プロダクション兼広告会社のオフィスである。雑誌の記事から、企業が街頭で行う宣伝イベントまで、幅広く手がける〝なんでも屋さん〟だ。社長のほかに社員が三人。

仕事がたてこむと、大学生のアルバイトを雇う。その日、私が遊びに行ったら、アルバイトとしてカスミさんが来ていた。差し入れのケーキでコーヒータイム中に、カスミさんが話しかけてきたのだ。

「作ってあげると言ってくれる人はいるんだけど、全体のイメージが浮かばないんですよ。ま、そのうちって感じかな」

私が答えると、カスミさんは、ふっと唇をゆがめ、冷笑するような表情になった。「パソコンやらない人って、みんな言い訳するんですよね」

初対面の、しかも歳上の相手にぶつける言葉としては、「暴言」ではないだろうか？　私は一瞬息をとめてしまった。ほかに三、四人いたアルバイトは、慣れているからだろうか、さほど驚いた様子はしていない。

カスミさんの後ろで、このオフィスの社長である知人の男性が、顔の前で右手をおがむ形にして、「ごめん」というジェスチュアをしている。

皆がケーキを食べ終わり、私は帰るタイミングをはかっていた。が、カスミさんがひと足早く立ち上がった。そして、まるで「コーヒータイムはこれで終わり」と宣言するように、バタバタとカップやお皿をかたづけはじめた。

喫茶店のウェイトレスが、閉店時間がすぎても、いすわっているお客のカップをかたづけるような、せわしげな態度である。アルバイトの男子学生は、あと一口ぶんだけ残っているコーヒーカップを「それはもういいの？」と指さされ、あわてて飲み干してから彼女の持つお盆に載せていた。

私がオフィスを出ていくとき、カスミさんはもうパソコンに向かっている。知人の社長が、私をビルの外まで送ってくれながら、「エリノさんに対して悪気があるんじゃないんだよ。自分はパソコンができるっていうのが自慢なもんで、できない人をバカにしちゃうんだよ。じっさい、ほかのバイトよりずっと役立つしねー」という。

彼の会社には雑誌読者から送られてきた人気アンケートの結果を、集計する仕事がある。五〇〇枚のハガキの内容を入力していくという、根気と集中力のいる仕事である。ほかのアルバイトにやらせると、途中で投げ出してしまったり、「終わりました」と言っても票数と人数が合わなくてやり直すハメになったりするが、カスミさんは、最後まできちんとやりとげる。

### 残業はいとわない仕事人間

宣伝イベントで、十数人の学生アルバイトを使うときは、人数の確保が重要だ。ここの会社で今までにバイトをしたことがある学生名簿を手に、電話やメールで参加者をつのり、前日に確認の電話をいれる手順だ。

中には、留守番電話に「一〇日の一〇時に、会社に集合です」とメッセージを入れただけで、「参加者」の名簿に入れてしまう人がいる。当日になってみたら、実は帰省中だった相手が出てこないということもある。すると「あの人はいつもちゃんと来るから、留守録にいれとけば大丈夫と思って……」と言い訳するのが多くのアルバイト学生だという。

しかし、カスミさんは、本人ときちんと話をして確約をとり、人数がまちがうことはない。取引先の雑誌から「うちのホームページの掲示板に、誰でもいいから書き込みをしてよ」と言われているが、実行しているのはカスミさんだけだ。

「ほかのバイトをぐずぐず何人も残すより、あの子一人のほうが助かる。社員にまじって、あの子だけ残業することもある。あの外見だから、こっちも変に気をまわさずにすむし」

と言う社長の外見は四〇代の妻帯者とはいえ、若々しくてかっこいい。アルバイトの女子学生に、アタックされることもあると言っていた。それにひきかえ、カスミさんは、まったくかまわない服装だ。

コットンのチェックのシャツと、ジーパンに包まれた身体は、体型の見当がつかない。アクセサリーはまったくなし。眉はぼさぼさに伸び、メガネも、今どきどうしてと思うような、古くさいデザインの銀色メタルフレーム。かたくて太い、真っ黒なショートヘアが、エラのはったあごを目立たせている。

それに、と彼は付け加えた。

「いつ電話しても、必ず家にいる。これから来てくれって言っても、絶対にOKだから、ありがたいよ」

## 協調性のない〝お嬢さま〟

求人広告誌に出した「アルバイト募集」を見て、カスミさんは応募してきた。面接で趣味と特技を聞くと「パソコンです」と胸をはったという。彼が驚いたのは、カスミさんに「採用」を伝えるメールを送ったときのこと。夜中の二時過ぎだったのに、送って一〇分後に返事が来た。それから今までの四ヵ月の間に、一五、六回メールを送ったが、いずれも一〇分以内に返事が来た。本人も「寝てる以外の時間はパソコンの前にいる」と広言しているそうだ。

「このまんまウチに就職したいみたいで。来年の採用の予定を聞かれたよ」

正社員にするのかと聞くと「まさか」の返事。

「パソコンはいじれるけど、デザインの勉強をしたわけじゃない。きまりを守ることはできても、発想力には欠ける。企画書は作れても、企画そのものは出せないタイプだな。いちばん問題なのは、協調性がないこと」

私に示した態度でも、それは感じられる。ほかのアルバイトに対しても、仕事を一つずつ点検して、ミスを見つけると「不正を見つけた学級委員」みたいな態度で注意する。だれかがパソコンについて質問しても「こんなこともわからないのか」というように、専門用語をわざと使って、わかりにくく説明する。コーヒータイムにスポーツの話で盛り上がると、わざとらしく、パソコン専門誌をとりだして、読みはじめる。

後に聞いた知人の話や、ほかのアルバイトから聞いた話を総合すると、カスミさんは「実はお嬢さま」なのだという。父は歯科の開業医で、姉はスチュワーデスを経て、父の大学の後輩の歯科医師と結婚したそうだ。カスミさんの通う大学は、母と姉の出身校でもある、「お嬢さま大学」として有名な女子大だ。

その女子大に、私は講演でいったことがある。ほかの学校では、廊下までひびいてくる私語と、机の上に林立する飲み物のペットボトル、そんな光景に、あらためてびっくりすることはなくなった。茶色、金色、赤など色とりどりの髪で視界がカラフルにいろどられ、「下着のまま学校に来たの?」「スカートを忘れて来たの?」と聞きたくなるような女子学生の服装に、目のやり場に困ることもたびたびだ。

しかし、そのお嬢さま女子大では、黒い髪で、こぎれいに落ち着いた服装の学生たちが、ペットボトルなしで静かに座っていた。その一方で、ほかの学校では必ず見かける「真剣な表情でメモをとりながら聞く学生」や「控室まで質問に来る学生」はいなかった。

あの大学で、カスミさんの外見は目立つだろう。なんでも屋的な小さな会社に就職しようという発想も、異質にちがいない。想像をたくましくすれば、家庭内でも。

## 「仕事ができる私」という悲しい思いあがり

だとすれば、カスミさんは、社内での自分の地位を確立したいのだろうか。仕事に依存しているというよりも、会社という場に依存しているという意味で、「会社依存症」と呼びたいタイプだ。

いきなりの暴言へのショックが薄れた今となっては、いつ呼びだされても会社に駆けつけ、「社内でいちばんパソコンがわかるのは私、仕事ができるのも私」とアピールする姿にせつなさを感じる。しかも彼女は、会社のためにがんばっているのに、それがかえって「協調性がない」と判断される根拠になってしまっている。

さらに言えば、私の知人の社長も、小さいとはいえ会社を作るぐらいだから、したたかな面がある。カスミさんの協調性のなさを迷惑がりつつ、ちゃっかり利用している。彼の期待する「便利」を、カスミさんは自らが望む「評価」と受けとり、さらに前に進んでしまう。だから彼女は「来客に暴言を吐く」こともやってしまうし、同僚の反応など気にせずコーヒータイムの終了をうながすのだ。

それから二ヵ月ほど後に、カスミさんはアルバイトをやめた。なにか事件を起こしたのかと思ったが、知人は否定した。

「雇うつもりがないのに、中途半端に期待させても悪いから」

カスミさんが、パソコンを上級モデルに買い替えてほしいと言ってきた機会に「うちはそこまでパソコンにいれこむつもりはない。社員を増やすつもりもない」と断った。すると、彼女は「では、もっとパソコンを勉強できるバイトをさがします」と、辞めていったという。

## 自分の功績を強調する

カスミさんは、社内での自分の立場を守ろうとしてがんばりすぎ、かえって自分の居場所を失うことになった。三六歳の主婦、リカコさんも、カスミさんと似た状態におちいっている。

関東地方のA市の公民館が、ハガキに絵を描く「絵手紙講座」を三回連続でひらき、二〇人ほどが集まった。「講座が終わっても、自主的に集まって、書き続けましょう」と音頭をとり、月に二回、公民館に会場を借りる手はずをととのえたのがリカコさんだった。

材料持参で会費は無料だが、二ヵ月に一回、元高校の美術教師で、絵手紙の個展を開いている先生を招くときは、謝礼の一万円を頭割りしている。平日の午後だから、一〇人ほどのメンバーは主婦ばかり。先生のコネを通じて郵便局でミニ絵手紙展を開いたり、地元の新聞に大きく紹介されたというメリットがあるため、一〇〇〇円ほどの負担に文句は出ていないという。

リカコさんは、その会を始めたきっかけを、身体をそらしぎみにして、自慢げに語る。

「みんな、口では会が終わっても集まろうね、やろうねと言うけど、動かないんですよ。どうすればできるか、わからなかったのかもしれません。私、実家がけっこう大きい商店で、父が商店街の役員とかずっとやってました。そういうのを見てたから、だんどりがつけられたんですけど」

リカコさんは、口数の多いほうではない。自分の功績やガンバリを強調するときは、早口になるが、絵手紙の魅力をたずねても「楽しいですから」「実家がけっこう広くて、廊下が長くって。飾るとこがいっぱいあるから、送りがいがあるんです」などと、ぽつり、ぽつり出てくるだけだ。

彼女の作品を見せてもらった。ナスとキュウリを画面いっぱいに書き、余白に「夏の王様はおいしいです」と、筆文字で書いてある。よく見かける構図、と言ってしまえばそれまでだが、キュウリのイボイボ感や、なすのテカリがうまく描けていて、これなら、たしかに廊下にかざってもはずかしくない。

「お上手ですね」

私が言うと、彼女は、うれしそうにニコッとした。

「郵便局の展覧会ね、私のがいちばん上に飾られてました。新聞に出たときも、私のがいちばん大きく紹介されたんです」

話をするうちに、リカコさんが、絵手紙の腕前と、その会をコーディネートしたこと、実家に、大きな自信を持っていることが、ひしひしと伝わってきた。

「みんな、研究しないから、上達しないんですよね。私は、実家にいく途中で、必ず美術館に寄るんです。実家の父も、絵が好きで、小さいころから美術館とか行ってたので、私は行きやすいんですけどね」

## 負けず嫌いな性格

彼女は長野県のある町の出身で、高校を卒業してから、美容師の専門学校に入るため上京したという。私はその近くに住む友人の家に、何度か行ったことがある。その家は、全国的に有名な進学校であるA高校の近くなので、私はそれを言おうとして、A高校の名前を出した。

すると、リカコさんは私の話を途中でさえぎって、切り口上で「でもね、勉強ができても早く社会に出たい人は、A高校に行かないで、B商業にいくんですよ。だから兄はB商業にいったし、私もそうしました」と強調する。

私は地理の説明をしたかっただけなのに、なんだか、彼女が進学校にいかなかった理由を問いただしているみたいな気にさせられてしまった。負けず嫌いな性格が伝わってくる。

また、「自分ががんばっている」ということも、きちっと強調しておきたい様子だった。

絵手紙の先生との出会いは「デパートで絵手紙展をやってたから、チャンスと思ってお願いしたんです。熱意をわかってくれて、安いお金で来てくれるようになりました」というので、私は「たまたま出かけたデパートで、絵手紙展をやっていたからのぞいてみた」という具合に理解した。

そこで「いい偶然でしたね」とあいづちを打った。すると、彼女はキッと顔をあげて「ちがいます！」と、強い口調になった。

「偶然じゃありません。先生がほしいから、新聞なんかをよーく見ていたんです。絵手紙展の記事を見つけて、わざわざ電車に乗って出かけていったんです。偶然なんかじゃないんです。私が、ちゃんと見つけておいたんです！」

## リカコさんへの疑惑

私がリカコさんと会ったのは、ある雑誌で主婦向けの実用記事「主婦向けのお金のかからない趣味」を書くための取材だった。絵手紙の会に参加している知人に、A市内の駅ビルのファミリーレストランで取材したとき「私よりもっとスゴい人がいるから、会ってみれば？」と、その場でリカコさんに電話をかけてくれた。すると「二時間後にそちらに行きます」ということになったのだ。

その間に、私はリカコさんについての話をあれこれと聞いた。

リカコさんが三一歳で結婚した夫は、一〇歳年上のバツイチ。知人によれば「リカコさんといると親子に見えるようなオッサンぽい人」で、トラックの運転手さんだという。小さな中古の建て売り住宅に、義父母と五人で暮らしている。

「会があるのはありがたい。先生を見つけてきてくれたのもうれしい。でもね、彼女はやりすぎ。月に一回、必ず全員に絵手紙を送ってくるんだけど、返事を出したくても、そうそう描いてるヒマはないから、そのままにしておく。すると、次の会で、怒るんだ。『みんな、ちゃんと描かないから、上達しないんです』みたいな感じで。その場だけじゃなくて、電話で怒ってきたり、絵手紙でもかいてくるんですよ、『返事はちゃんと出しましょう』って、大きな筆文字で」

こんな疑惑も持ち上がっている。

「リカコさんはたしかにうまいけど、盗作もしてると思う。よく『夫とドライブがてら美術館にいって、勉強してきた』って自慢して、画集や絵はがきを見せてくれる。あとで、彼女の作品を見て『あれ？　どっかで見たような気がする』『こないだ見せてくれた絵はがきに似てない？』ってことが、よくあるの」

知人は愚痴まじりに情報提供したあと、「私は会いたくないから、行くね」。目印にするためリカコさんの外見を聞くと、「のっし、のっしと歩いてくるよ。かなり太めだから、すぐわかる」という。

## 頑張りすぎて嫌われる

予告した時間より一〇分ほど早く現れたリカコさんは、そのとおりの歩き方で現れた。ほとんどメークせず、カーキ色の薄いセーターに、毛玉のできた紺色のフリースのジャケット、薄緑色のスカートという組み合せは、絵を描く人らしからぬ、アンバランスな色彩感覚だ。

知人の、こんな言葉を思い出す。

「郵便局で展示したとき、全員で記念撮影したの。みんなきれいなかっこうしてるのに、リカコさんだけ、いつもの調子で、胸のところに大きなカレーのしみがついてるブラウスだった。しかも、買い物してきたからって、ティッシュペーパー五箱入りパックを抱えていた。そのあと、ホテルのランチバイキングに行ったんだけど、『クロークに預ければ』って言ったのに『めんどうだから』って、足もとに置きっぱなし。恥ずかしくって、今度はもう、彼女は誘わないって、みんな言ってるの」

ホテルならぬ駅ビルのファミリーレストランでも、リカコさんの服装は目立っている。絵手紙とその会に、なみなみならぬ情熱を注いでいるせいで、外見にお金と手間をかけている余裕がないのだろうか。

ツヤのない髪は、ショートヘアがそのまんま伸びてしまったような、美容師だったとは思えない中途半端なスタイルだ。

手にしているバッグはドイツ製のフェイラーだ。点描のような独特の花柄と、手ざわりのやわらかさ、がんじょうな造りが高年齢の主婦層に絶大な支持を受けており、リカコさんの持っているバッグも、デパートで二万円以上するはずだ。が、持ち手のところがほつれ、ピンクの花柄には茶色いしみがついている。

あのフェイラーがほつれるほどというのは、かなり使い込んだ証拠にちがいない。服装にかまっていないというよりも、はっきり言ってしまえば「生活に余裕がない」、そう感じられてしまう。

知人に聞いた、郵便局での展示会のエピソードも思い浮かぶ。ほかのメンバーは、全員で集まったとき以外にも、家族といっしょに見にいっている。しかしリカコさんの家族は、いちども見に来ていない。

家族はもともとリカコさんの絵手紙の趣味を快く思っていないようで、「電話はこっちからかけるから、なるべくうちに電話しないで」と彼女は言っているそうだ。じつは小学生の子供に軽い障害があり、義父母は「母親が遊び歩いている場合じゃない」と反対しているらしいと、知人はいう。

リカコさんにとって、絵手紙の会は、逃げ場のようなものかもしれない。熱中できて、評価も得られる居場所を見つけたうれしさに、夢中になりすぎているのだ。

私がそんな推測を口にすると、知人は、困ったようにため息をついた。

「だから、困っているの。遠くはなれてリカコさんを見ると、大変だなー、この会がささえになるといいなーって、心から思う。でも、一歩近づくと、やっぱり『困った人』なんだよね」

せっかく出会った居場所を大事にしようという思いが先走りしたせいで、リカコさんはがんばりすぎている。

カスミさんもまた、「社内での評価を高めるために」とがんばりすぎ、それが結局は、社内での居場所を失うほうに向かってしまった。

リカコさんも、カスミさんも、本来は「まじめながんばりやさん」だ。その長所が、依存を深めていく原動力になってしまう。自分の「いいところ」が、かえって「人に嫌われる原因」になってしまうという、やりきれなさを感じる。

## 「正義」に酔う心理ゲーム

### 「私は正しい、悪いのは他人」

パソコンに夢中のカスミさんは、ほかの同僚とうまくいかない理由を「みんなが仕事をしないから」と言っていた。しかしじっさいは、彼女の「私はパソコンがよくわかってる」の自負と、それを主張せずにはいられない攻撃性が、人を遠ざけていた。

海外旅行に依存するユミさんも、着実に時給があがっていき、正社員に登用されたいとこと自分とを比較して「時代がちがうせい」と言った。もちろん、時代背景の変化は事実だが、いとこはパソコン教室に通うなどして、自分の能力レベルをあげる努力をしていた。

一方、海外旅行にすべての時間とお金を捧げるユミさんは、スキルアップのための努力も投資もしていない。仕事の段取りにおかまいなしに休みをとったり、退職したりして海外に出かけるのも、派遣会社での信用を失わせ、新しい仕事を紹介してもらえない原因になっているはずだ。

不倫に溺れるアイコさんも、「結婚願望があるのに不倫を続けるのは、母への仕返し」と言っていた。不倫すると決めたのは自分だし、現実に損をしているのも自分だ。それでも「悪いのは私じゃない、他人のせい」と彼女は言うのである。

依存症におちいっている女性が、彼女たちのように「私は正しい、悪いのは他人」という意識を持っていると感じたことがたびたびある。「他人のせい」が、依存を深めていく口実になっているわけだ。そのように、他人に原因を求めようとする傾向を「他罰的」というそうだ。

精神医学では、異常とは言いきれないが、どこかバランスを欠いている性格を「境界型人格障害」という概念でくくっている。この「他罰的」は、境界型人格障害のうちの「自己愛型人格障害」と分類される人々にも、共通する特徴だ。性格にもともとゆがみがあったり、心にすきまがあったりすることから「私は正しい」と強く思いこんだ人たちは、自分の認識と現実とのギャップに悩み、苦しみ、さらにゆがみやすきまを広げていく。

本当は自分も負うべき責任を、「私はまったく悪くない」と、他者に転嫁するには、複雑な心理操作が必要だ。頭がよく、人の反応に敏感でなければできない。

ここで紹介する二七歳のノブコさんは、会員数三〇人ほどの異業種交流会の、会計から連絡係、例会の仕切り、勉強会に呼ぶ講師との交渉などを、一人で完璧にこなしていた。その能力は、自分の正しさを証明するために、相手を悪者にしたてあげるという、複雑な心理ゲームも可能にしていた。

その異業種交流会の創立メンバーである知人の話と、勉強会に参加した私の見聞をもとに、ノブコさんの演じた心理ゲームを再現してみよう。

## 事務処理能力を誇りにして

ノブコさんは寝具メーカーのショールームに勤務しており、広報担当としてマスコミの取材にこたえることもある。ただ、有名女子大を卒業したことに誇りをいだくノブコさんは、来客の応対など雑用が多いことに不満を感じているらしい。

小柄で小麦色の肌。よく見るとかわいらしい顔だちだが、視線のするどさが印象的だ。黒目がちで、視線を動かすと「キッ」と音がしそうな迫力がある。もともと太い眉をさらにくっきり描き、まるで「私は意志が強いんです!」と、自ら強調しているかに見える。

唇は薄いようだが、話をするときの口元を見ると、意外に厚みがあるのに気づく。ぷっくりした赤い唇を、力をこめてぐっとかたく結んでいるのだ。紺のスーツがぴったり似合い、いかにも、てきぱきと仕事をこなしそうに見える。

知人の男性は「あまりにもイメージどおりなんで、こっそり大笑いしたんだけど」と前置きして、ノブコさんの両親が二人とも教師で、彼女は小学校から高校まで、ずっと学級委員だったという。福島県の生まれ育ちで、奨学金を得て大学にすすんだ。今までの人生で、ずっと「優等生」だったんだろうなと想像がつく。

彼女が会に参加してから、組織としての形は急速に固まった。それまでは「持ち寄った会費を大きな封筒に入れて、必要なだけ出して使い、なくなったら一〇〇〇円ずつ出して補充する」というアバウトさだったのが、年末の総会で会計報告書を出せるほどになった。パソコンを駆使して規約や名簿も作りあげた。講師を招いての勉強会も、雑誌や新聞の情報欄に載るよう手配したため、新規の参加者がやってくるようになった。

しかし、彼女は、すべての仕事をかかえこみすぎている。ほかのメンバーが、つい「おまかせ」してしまうせいもあるが、自分がばつぐんの事務処理能力を持つことをしょっちゅうアピールしたがる彼女は「ほかの人にはまかせられない」という。

クリスマスパーティを兼ねた年末の総会には、会員の大半が集まり、会費を一年分前払いしていく。その日の勉強会には、有名な講師を招くため、一般の参加者もビジター料金三〇〇〇円を払ってやってくる。合計で三〇〜四〇万になる現金は、ノブコさんが、バッグにいれて持ち帰る。

師走の夜に、現金はぶっそうだ。男性スタッフがあずかると言っても、ノブコさんは「人まかせは不安だから」と、ゆずらない。料金は会でもつからタクシーで帰るようすすめられると「もったいない」という。

会費も高くなってしまった。はじめは年間三〇〇〇円ほどだったのに、今は一万だ。会計はもちろん黒字で、残ったお金は銀行にプールしてあり、十数万になっている。

## 融通がきかない彼女の「正義」

彼女のおかげで、会の枠組みは整った。しかし、彼女のふりかざす「正義」が、その根底をゆるがそうとしている。

現実の世界では、いくら自分が正しくても、それが通用しない場合が多々ある。現実と正義とに、うまく折り合いをつけ、柔軟に対処しなくては、この世は生きにくくなってしまう。ノブコさんのように「私は正しいんだから、折り合いをつける努力など必要ない」と、まるで「正義依存症」のように思いこめば、きしみが生じるのは当然だ。

ビジターで参加した私は、受付でこんな光景を見た。スタッフの若い女性が、領収書に会のハンコを押していた。まかせておけばいいのに、ノブコさんは、女性の横に立って、じーっと手元を見つめている。さぞ、やりにくいだろう。四枚めで彼女は手をすべらせ、ハンコの文字がかたむいた。ノブコさんは、さっと手を伸ばしてその領収書をとりあげ、神経質そうにくしゃくしゃっと丸めて捨てた。

講師の話が始まってから一〇分ほどたって、男性が、急いで入ってきた。会員らしく、受付にいた男性や、ほかの女性と親しそうにあいさつしている。ノブコさんだけが「会費を先にいただきます」と、彼の前に立ちはだかった。

男性は、セーターにジーパンのラフな服装だ。大きな旅行バッグを持っている。ポケットから財布を出したが、ほとんどからっぽだ。ノブコさんとも顔見しりらしく、「やあ」と手をあげて挨拶してから、こう言った。

「今日は外で仕事をしていたので、貴重品はバッグの奥にしまいこんである。荷物を全部出さないと、お金を取り出せない。あとで払うから、とりあえず講師の話を聞かせてほしい」

他の二人はうなずいた。しかし、ノブコさんは納得しなかった。

「先にお金をいただくのがきまりですから」

小柄な体をそりかえらせて、男性の顔をぐーっと見据えている。その迫力におされたのか、男性は、受付のテーブルに、カバンの中身をぶちまけはじめた。じっと見守るノブコさんは、うれしそうでさえある。「正義」を味方につけて、他人の行動を支配することに酔っているように見えた。

## 他人を悪役にしたてあげる

高い会費や、「無断欠席三回で除名、納付ずみの会費は没収」など、束縛のきびしい規約に不満を持つ会員が増えてきた。会のスタッフの男性は「会のあと、会場のかたづけをしながらスタッフがビールを飲んだ。その代金は『勝手に飲んだものだから、会計からは出せない』と言われ、自腹をきった。じゃあ、あの高い会費はなんなんだ?」と文句を言った。

「スタッフミーティング」は、以前は居酒屋で飲みながら、雑談をまじえて楽しくやっていた。ノブコさんの「お酒なしできちんとやりましょう」の意見をきっかけに、セルフサービスのカフェで開くようになり、用がすめば「お疲れさま」とすぐ解散する習慣になった。もっとも、ノブコさん以外の参加者は、あらかじめ連絡をとりあっており、ノブコさん抜きで居酒屋での二次会にうつる。

もともと「ただ集まって飲むのもいいけど、講師を呼んで耳新しい話を聞くのもおもしろそうだ」がきっかけの、気楽な集まりなのだ。いちど解散して、年会費なしの、ゆるやかなネットワークにもどそうという話も出はじめた。

二次会の話がうっかり出てしまったことがあり、そういう動きはノブコさん自身の耳にも入っている。会の骨組みをしっかりつかんでから一年半ほどで、ノブコさんは「自分の作りあげた組織が崩壊するかもしれない」という危機に直面したのだ。

そのいらだちを、ノブコさんは「私は正しい。悪いのは他人」という心理ゲームにぶつけた。「まったくまちがいを犯していない自分」が、このゲームの主役だというために、他人を悪役にしたてあげている。会の規約に象徴される「正義」は、主役の正しさを証明するための小道具だとも言える。

主役のノブコさんをひきたてるために、もっとも重要な悪役をわりふられたのは、三〇代のフリーライターだ。彼こそは受付で「現金はバッグの奥にある」と言っていた男性である。人当たりのいい好青年だが、ノブコさんの「正義の光」を当てられたら、メールの返事が遅い、その日に会があるのを忘れてすっぽかすなど、ボロが出る。目のかたきにされていると自覚しつつも、気がよく脇の甘い彼は、ノブコさんが事務報告をしているときに冗談を言ったり、返事が遅いといった指摘に「くだらねえ」とつぶやいたりする。それがまたノブコさんを刺激する。

## 心理ゲームのクライマックス

その会が解散したきっかけは、ノブコさんと、その彼との「暴力事件」だった。

年末のクリスマスパーティをかねた総会に、彼は三〇分遅刻した。彼は取材が長引いたと説明したが、ノブコさんは「この会は前からわかっていたこと。そんな理由はおかしい」。彼は「おかしいと言われても、それが事実なんだから。知ったかぶりするな」と言い返した。私はその会に参加しなかったのだが、居合わせた知人によると、ノブコさんは、蒼白な顔でだまりこんだという。

立食パーティ形式の懇親会で、彼女はその仕返しをした。主なスタッフがみんなの前で自己紹介したとき、彼が話しはじめると「フリーライターって、いったい何書いてるの？　雑誌で一度も名前を見たことないよね」と聞こえよがしに言った。彼は、怒りと屈辱で顔を紅潮させた。かつて講師で招いた文化人も招待されて来ている。彼の面目はまるつぶれだ。

さらに、歓談タイムにも、まるで挑発するように、冗談めかして彼に話しかけた。

「私が仕事で会うマスコミの人は、みんな服装もちゃんとしている。本当にフリーライター？　ライ抜きのフリーターじゃないの？」

彼は、無言でノブコさんを右手で押しのけた。ノブコさんはテーブルに勢いよくぶつかり、派手にころんだ。ころぶときにテーブルクロスをつかんだから、お皿やグラスが床に落ち、ちょっとした騒ぎになった。ころんだままの姿勢で「いたい……」とつぶやき、女性が助け起こそうとすると「痛いの！　さわらないで！」と、ヒステリックに叫んだ。

私は、その場面を想像してみた。心理ゲームのクライマックスである。主役のノブコさんが、全員の注目をあびている。しかも「暴力事件の被害者」という、百パーセント被害者の立場で。

知人の男性は、その場面を話しながら「本当に痛かったのかどうか……。わざと派手にころんでみせたんじゃないか？　おおげさすぎたよ」という。さらに「暴力はいけない。でも、あれは殴られたんじゃない、殴らせたんだ」と顔をしかめた。

その一ヵ月後、会は解散した。残っていた会費は、ノブコさんが会員の在籍期間に応じて、公平に分配した。彼には八三二三円が手渡されたという。

## 「勝ち組エリート」の心の闇

### 四七歳女社長の心の闇

社員四人の会社を経営するナオさんは四七歳。お金をかけた服装や持ち物と、きびきびした物腰、キリッとした表情で、見るからに「成功した女性」という感じがする。人事教育関係の、専門家の人材派遣業をしている。有名私立大学を卒業後、大手メーカーの人事部に就職した。

六年勤めたあと、そこで身につけた専門知識をいかして、大手の人材派遣会社に登録し、派遣社員として四年働いた。

「最初の会社は、女性初の総合職だった。期待をかけてくれたし、勉強もさせてくれた。でも社内で係長以上になった女性はまだいなかった。ずっと『初のソーゴーショク』でがんばるのは荷が重い。それに課長や部長になっても、もらうお給料はタカが知れている。自分で会社を作れば社長になれ、収入にもつながると思った。派遣社員になったのは、はっきり言って起業の準備だった」

派遣社員どうしのネットワークを作り、派遣された会社でも多くの知人をネットワークに加え、弁護士や起業した女性とも積極的に出会った。そのビジネス感覚は、一部上場企業で役員をしていた父の影響でつちかわれたという。中学生のころから、父の勤める会社の株の値段の上下に興味を持ち、「なんで急に上がったの？」と聞いたりしていた。

父はそんな長女を面白がり、ちゃんと話し相手になってくれた。専業主婦の母は、のんびりした性格で新聞もろくに読まない。一つ下の弟は、中学から大学までバレーボールの選手で、体育会系のシンプルな発想をする。家庭内では、母と息子、父と娘の組み合わせが共存していたようだ。

三三歳で株式会社を設立するまで、ナオさんはずっと両親と同居していた。おかげで資金もたまったし、報告や相談をしていた父も「結婚資金の前倒し」と、援助してくれ、役員にもなってくれた。

もっとも、電話が一つあればできる派遣業だけに、資金はさほどかからない。派遣仲間だった経理のプロの女性をアルバイトでやとい、労働省の許可や、会社設立にともなう手続きなどを進める一方で、自分は営業に歩いた。

業績はそこそこに伸びてきた。この不景気で、人事教育をアウトソーシングする企業が増えたのが追い風になった。単価は下がったものの、数はこなせる。ナオさんの会社は成功していると言えるだろう。

## 数十万単位の買い物をする

私は数年前、知人の紹介で彼女と知り合った。年に二、三回ほどランチをともにしたり、電話をかけあったりする間柄が続いている。身長は一六〇センチほどで、服装はモノトーンのパンツスーツが多い。デザインも素材もごまかしがきかない、シンプルなもので、いかにも高そうだ。バッグやポーチなどの小物は黒のプラダ。

前に紹介したブランドハンターのレイカさんのように「プラダのバッグが浮き上がって、悪目立ち」はまったくない。服装がシックなぶん、凝ったデザインで派手な色使いの靴、二、三色のマニキュアを使って完璧にしあげられた爪でアクセントをつけている。

顔のパーツそのものは美人ではないと思う。しかし、パッと見ると「キレイな人」という印象を受ける。しなやかに動く体つきも若々しく、実年齢を聞いたときはビックリした。その不思議な美しさの秘密を聞いてみたら、自慢そうな笑顔になって「たっぷり投資してるのよ」と答えた。

ピッと上がったヒップ、たるみのないおなかは、週に一度、週末のフィットネスクラブで、ハリのある若々しい肌は、エステと一ヵ月ぶん二万円の美容液で。セミロングにした髪のつややかさは、月に二、三回、美容院でヘアエステを受けているおかげだという。

マニキュアは、会社の近くにネイルサロンがあるので、はげてきたらすぐに駆け込める。

服は、いきつけのブティックがあり、シーズンごとに出かけていって、数十万円の単位で買い物する。勤めた会社を「ここでは出世できないから」と見限るほどの上昇志向が、外見にも向けられているのだ。

ナオさんが、外見をキープするのに使うお金は、いったいいくらになるだろうか。彼女の話を総合すると、エステに数万、ヘアと爪もやはり数万。フィットネスクラブ、美容液、ビタミン剤などにも数万。「肩こりは美容に悪いから」と、月に一、二回はマッサージも受ける。月に一五万から二〇万ほどかかっている計算だ。服を入れれば三〇万をこえるだろう。

「私自身が会社の広告塔のようなものだから、投資する感覚よ」と彼女はいう。住まいは「寝に帰るだけだから、お金をかけても戻ってこない」と、一二万の賃貸マンションですませているのも、理屈がとおっている。

しかし、私は、ナオさんを「サービス業依存症」だと思う。エステも、美容院も、長くて半年、短いと一ヵ月で変わってしまう。「すごくいい美容院を見つけたの！」とさわいでいたのが、次に会うと「ああ、あそこはやめた」。回転がはげしく、不安定だ。ここ三年ほどで、変わらないのは美容液だけだ。

## 「もう買ってやらない」

私がサービス業者だったら、ナオさんのようなお客は、イヤだなあと思う。気に入れば、まめに通ってくれて、たっぷりお金を使う。しかし、そんな時期は長く続かないものだ。

彼女はまず要求が高い。サービス業の人は自分を気分よくさせるために、最大限に努力すべきだと考えている。めずらしく半年つづいた美容院を変えたのは、「そこで使ってるムースの香りが鼻についたので、替えておいてと言ったのに、次回も同じのを使った」。

あるとき、ジャケットは黒、パンツがグレー、インナーのシャツが白という組み合わせがかっこよかったので、それをほめたことがある。すると、ナオさんの顔がたちまちくもった。「ああ、これ……」と、いやな顔をして、ジャケットのえりをつまんでひっぱった。

「こんなの着るんじゃなかった。さっきね、ここの店員さんから『いかがお過しですか』って電話があったの。三ヵ月ぐらい行ってないから、心配してくれたんだってうれしかった。ところが、じつはセールがあるから来いっていう、営業の電話だったのよ。ガックリだわ。もう買ってやらない！」

ナオさんが理想とするブティックの店員は「ライバル会社のカタログに、私に似合う服を見つけたら、それを教えてくれる。旅先から絵はがきをくれる」。それは、友だちに求めるものなのに。それでいて、ナオさんがビジネスにかけるのと同等の「プロ意識」を常に求め、自分の価値を低めるような言動は許さない。

「友だちのような口をきいた」「私をさしおいて、ほかのお客の対応にかかりきりだった」「入荷の予定をちっとも知らせなかった」と、見限ってしまう。

店との関係が悪くなったとたん、それまで使ったお金が惜しくなるらしい。「あんなにお金を使ってやったのに」と、店長を呼んでクレームをつけたり、ときには本社に電話したりする。もっとも、お金を使って「やった」と言うが、私が話を聞いているかぎりでは「明日の会議にその服をどうしても着たい。ほかの人ではなく、あなた自身に責任をもって運んでほしい」と会社まで届けさせたり、髪のカットが気に入らないと、翌日に無料でやり直しさせたりしている。

払っただけのものは手に入れ、彼女とサービス業の人とは対等だと思うのだが、彼女にとっては「上下関係のある相手」なのだ。

そういえば、彼女が「うちの社員の飲み会に、ヘアサロンの男の子を呼んでやったことがある」と話したことがある。

「うちの社員はみんなかわいいから、サロンの子、よろこんじゃって。ヘアスタイルのアドバイスして、全員にマッサージまでしてたわよ。七〇〇〇円もする中華のフルコースおごってあげたし、一本五〇〇〇円のショウコウ酒も出した。彼にとって最高の夜だったんじゃないの」

上客にさそわれ、断れない食事会。タダとはいえ、周囲に気をつかいつづけ、マッサージまでさせられる。いいお酒が出たって、酔うわけにはいかない。ちっとも「最高」ではなさそうだが。ナオさんの、サービス業者に対する認知はゆがんでいる。しかも、その話の結末はこうだ。

「そのヘアサロンは、顧客との個人的なつきあいは禁止している。でも彼は『店にはないしょで』って、参加したのよ。そういうのって、誠意を感じるじゃない？　しばらく通ってあげてたのに、二ヵ月ぐらいでサロンを辞めて、独立したの。私のとこにもあいさつに来て『よろしかったら、お友だちのご紹介を』とか言うの。私のコネが目当てだったってわかったから、彼が開いたサロンなんて、ぜったいに行かない」

## 友だちがいないさびしい人

彼女は、なぜサービス業に依存するのか。一つは忙しいからだろう。「一年三六五日、一度もオフィスに顔を出さない日はない」そうだ。出張は一泊二日で切り上げて、前後に顔を出す。旅行など、何年もしたことがない。自宅のマンションは、会社から歩いて一〇分だ。会社で徹夜して、朝、シャワーと仮眠をとりに往復できる距離だ。

「社員に仕事をまかせすぎると、その人が辞めたり、休んだりしたときに大混乱になる。うちみたいに小さな会社では、その混乱が命とりになる」から、重要な決済はすべて自分がやる。お金の流れも、すみずみまでつかんでおきたいとナオさんはいう。

そんな状況では、友だちとゆっくり会う暇はない。「二〇代から起業ひとすじできたから、仕事上のつきあいのある人はたくさんいても、友だちはすくない」と本人も言っていた。以前、「私の誕生パーティやるから来ない？」と誘われたことがあった。何年も会っていない高校の同級生が二人と、あとは彼女の会社が派遣している女性たちが数人だという。しかも、寸前になって「同級生がダメになって」と、パーティに中止になった。私がカードと紅茶のセットを贈ったら、とても喜んでくれた。

気軽に会える友だちのいない彼女は、コマ切れの休息時間に、エステや美容院に出かけていく。そこで出会った人に、友だちのような感覚を求めてしまう、さびしい人なのだ。店員さんの応対一つで、ナオさんの心は大きく変動する。新しいエステのおかげで背中のニキビが治ったという話をするとき、彼女の瞳は、本当にうれしそうにキラキラしている。

そして数ヵ月後に「私を担当していた人が、予告なしに辞めていた！　あんな失礼な店にはもう行かない！」と、いきどおるときの表情は、とてもさびしそうだ。

そのくせ「上下関係」を常に意識し、小さな手抜かりを許さないきびしさは、どこから来るのだろう。私は、ナオさんが、「成功している」という実感を持てないからではないかと思っている。

## 「成功」の確信が維持したくて

ナオさんの両親が住む家は、山梨から出てきて有名メーカーに勤めた祖父が、建てたものだ。都心から四〇分ほどの私鉄沿線にあり、駅から徒歩三分だ。一〇年ほど前に、ビルに建て替えて、一階と二階は店舗に、三階は住宅に貸し、四階を二つに区切った一方に両親が、もう一方に弟夫婦が住む。ナオさんは弟夫婦と都心で待ち合わせ、食事することもあるといい、弟の噂をよくする。

それによると、彼は高校時代をスポーツに熱中してすごし、浪人したが、名の知られていない大学にやっとすべりこんだ。就職先も、名の知られていないメーカーの、さらに子会社である。妻と職場結婚して、いまもいっしょに働いている。子供は一人いる。

「弟ったらね、サッカーを応援しに、また海外に行ったのよ!」

ナオさんは、愛情をこめて、あきれた表情で言う。夫婦そろって働き、となりに住む両親に家賃収入があるため、生活にはゆとりがあるようだ。弟の奥さんに対しては、もってまわったほめかたをする。

「仕事してるんだから、家事は手抜きでいいと、割り切ってるのがえらい。うちの両親とは、めったに顔を合わせないというし、ハッキリしていていいわよね。弟も、食事ができてないなら食べに行けばいい、シャツが洗たくしてないなら買ってこようというタイプ。家事をほったらかして、いっしょに海外にとんでいくような妻がいいというんだから、奥さんは幸せよね」

言葉はイヤミに聞こえるが、彼女に悪意はない。弟の妻からもらった海外旅行のおみやげの紅茶を、うれしそうに出してくれたりする。

しかし、これは私の想像だが、そんな夫婦を間近に見ていたら、ナオさんは「私は本当に成功しているの？」と疑問を持つのではないか。ナオさんは、自分の会社が派遣する女性たちが、働きやすい環境を作りたいと本気で思っており、「お金さえ稼げばいい」のではない。会社を大きくしていこうという「覇権主義」でもない。やりがいのある仕事と、人より多い収入が欲しいのだ。その夢は達成できた。全身にお金をかけて「見るからに成功している」ように見える。

でも、かわりに、ナオさんは多くのものを犠牲にしている。恋人は「いちおういるけど、奥さんのある人だし、私も結婚願望はないから」。友だちはおらず、自由な時間もない。サービス業に大金をついやすとき、ナオさんは「私はたしかに成功した！」と実感しているはずだ。その思いをさらに深めたくて、払った代価以上の「やさしさ」や「まごころ」を求める。それがかなえられないとき、「成功」の確信さえゆらいでしまうのだろう。ナオさんは、サービス業者の助けを借りながら、今日も全力疾走を続けている。

## ノーブルな若奥様の裏側

女性誌の企画でセックスレス夫婦の取材をしたとき、それが理由で離婚した女性に会った。夫の浮気が原因で夫を受け入れられなくなり、ついに離婚した話をしてくれたあとで、「知り合いの女性に『セックスレスが原因で離婚する』と言ったら、『うちも同じ状態だけど、離婚なんて考えない』とビックリされた」と明かす。その女性にお願いして紹介してもらったのがミキコさんだった。彼女もまた、支えを必要としながら全力疾走しているケースである。

自分の連絡先は言いたくないとのことで、彼女から私に電話がかかってきた。会ってほしいというと「でも、うちは……。離婚なんてありえませんから。主人の仕事が忙しくて、たまたま……なんです」と、迷惑そうだ。私が「名前は絶対に出さない」と約束すると、好奇心も手伝ってか、了承してくれた。

彼女の家から車で三〇分ほどの、ファミリーレストランで会うことになった。新興の高級住宅街がある田園都市線の駅まで、紺のフォルクスワーゲンで迎えに来てくれたミキコさんの第一印象は「ノーブルな美女」だ。細い体で上品なニットのスーツを着こなし、メークも、ロングヘアのカールも、ぴしっときまっている。連れてきた四歳の男の子も、シックな色合いの上等な服だ。三二歳、絵にかいたような若奥様ぶりである。

彼女の美貌は本物だ。くっきりした二重のアーモンド形の目、形のいいくちびる、高すぎず低すぎない鼻。肌はスッキリと白く、キメが細かい。ファミリーレストランで、テーブルの横に立った店員さんにオーダーするときに見せた横顔は、完璧なラインを描いていた。メニューをさす指は、細く、白く、優美な形だ。きゃしゃな手首に、金色の腕時計が、なまめかしく巻きついている。

彼女とセックスレスだなんて、いったい、どんな夫なんだろう？　でも上品さのただよう彼女の前では、「セックスレス」の言葉を出しづらい。子供の耳もある。ためらっている私に、彼女はほほえみを浮かべて「いろいろ考えたんですけれど、やっぱり、うちには大きな問題ではないんです」という。

「来ていただいたのに申しわけないんですけれど、私一人のことではありませんので。ほんとうに、たまたま今、そうだというだけなんです。だから、ちょっと、そのお話は……」

## 子供への異様な対応

そこまで言うなら、無理に聞こうとは思わない。それに、私には、セックスレスより気になることがあった。彼女が子供に向ける関心が、異様に見えたのだ。

車に乗っていた一〇分ほどの間、彼女はずっと子供になめらかな英語で話しかけていた。信号でストップすると「信号が赤になったから止まりました」などと言っているらしい。横断している人をさして、子供に話しかける。「女の人が何人いますか」「彼女は何色の服を着ていますか」などと聞いているようだ。子供がたどたどしく答えると、正しい英語に直す。途中で、バックミラーにうつった私の不審そうな表情に気づいて言った。

「主人は、……あの、名前は言えませんけど、商社にいるんです。いずれ海外に住むことになると思いますので、私の勉強もかねて、英語を教えているんです」

インタビューを始める前に、まずランチにサンドイッチを食べたのだが、そのときも異様だった。サンドイッチの一切れを子供の顔の前に持っていき、開いて中身を見せる。

「チキンの照り焼きよ。おしょうゆ味で、マヨネーズがかかってるの。好き？　きらい？」

子供が手をのばすと「あっそう、食べてみる？　じゃあレタスは？　かたいところ嫌いでしょう、とってあげる」と、レタスの点検をはじめた。さらに「マヨネーズが多くて、手が汚れちゃうから」と、ナプキンでマヨネーズをすくいとった。やっと手渡されたサンドイッチを子供がかじっている間、サンドイッチの真下にナプキンを広げてずっと待っていて、落ちてくるものにそなえる。

子供がサンドイッチに添えられたパセリに手をのばすと「バッチイかもしれないから」と、コップの水で洗って手渡した。シャリシャリとかんだ子供が、苦さに顔をしかめて口から出すと「あらあら」と、やさしいほほえみを浮かべて口のまわりをふいてやり、店員を呼びとめて「アイスクリームをください。お口が苦くなってかわいそうだから、すぐにいただける？」と聞く。

オーダーするときも、「ジュース！」と一言さけんだ子供に対して、彼女はていねいにメニューを説明した。

「オレンジジュース、アップルジュースは知ってるわね。クランベリーはね、……ベリーというのはイチゴのお友だちなの。イチゴはストロベリーでしょう。ラズベリー、ブルーベリー、みんなベリーがつくわ。ブルーベリーはおぼえてる？　パパが買ってきたケーキに入っていたでしょう。紫色でとってもきれいだったわね。クランベリージュースは、赤くてちょっぴり酸っぱいの。酸っぱいの嫌いよね？　でもオレンジジュースより酸っぱくないのよ。おリンゴは今朝食べたから、オレンジジュースにしておく？　クランベリージュースを飲んでみる？」

はっきり言って、子供の「召使い」になっているみたいだ。オレンジ、ジュースなどの外来語が、すべて正しい英語の発音だから、いっそう異様だ。愛情豊かな母親、と呼ぶのは抵抗がある。食事中にジュースを飲ませ、アイスクリームを食べさせるのが、愛情だとは思わない。しかも、ミキコさんは、会話のあいだじゅう、ずっとタバコを吸っているのだ。子供に煙がかからないように、遠くに吐き出してはいるものの、悪影響が心配にならないのだろうか。

## 英語が趣味で夫と子供に仕える

彼女に経歴を聞いてみた。中学のころから英語が好きで「英語をいかして仕事をしたい」とずっと思っていた。英語教育で有名な女子大を卒業し、アメリカに半年間、語学留学した。

「外資系企業で、バイリンガル・セクレタリーをしておりました」

彼女がついていた役員は、アメリカの大学を卒業した日本人だ。英語に不自由のない上司だったが、彼女は本社への手紙を代筆したり、海外からの来客を迎えたりするのに英語をいかすことができた。二五歳のとき、友人の紹介で現在の夫と出会った。夫は祖父から三代つづく有名私立大出身で、学生時代はラグビーに熱中していた。歳は五つ上だ。じきにプロポーズされ、結婚退職した。

「お仕事はおもしろかったんですけど、英語がいかせる結婚ならと思って、結婚退職したんです」

英語をいかせる結婚とは？　彼女の話から察すると「夫はたぶん、海外勤務することになる。そのときに、私の英語が役に立つ」ということらしい。子供に英語を教えるのも、その一環というわけだ。二六歳、二八歳とつづけて出産し、上の女の子は、今日は幼稚園に行っている。

住まいは、夫の実家の援助で買った5LDKのマンション。フォルクスワーゲンは彼女専用で、夫はBMWに乗っている。本人も子供もブランドの服で固め、海外勤務を楽しみに、英語にみがきをかける日々……。結婚退職をのぞむOLが聞けば「うらやましい」とおもう結婚相手だろう。

ミキコさんの生活は忙しい。朝、夫を送り出すのもひと手間だ。まず習慣になっている朝風呂の準備。着替えをそろえ、タオルも出しておく。「でもネクタイは、絶対に私まかせにしないんです」とほほえむ。和食のごはんもきちんと用意する。「子供たちはトーストのほうが好きなんですよ。私はどちらか余ったほうですませてしまいますが」という。上の女の子のお弁当を用意し、幼稚園に子供二人を乗せて車で送っていく。「幼稚園の先生にごあいさつしますから、寝起きの顔では行けません。私も、下の子も、きちんと支度します」。週に一、二回は、幼稚園の門の前で会ったママ仲間とお茶を飲みにいく。「気を使いますけど、必要なことですから」。家に帰って朝食のかたづけ、そうじ、洗たくをすませれば、もう幼稚園に迎えにいく時間だ。ふたたび身支度をととのえ、下の子も着替えさせて、車に乗る。

午後も忙しい。週に二回、英語を使った遊びの教室に連れていく。週一回の水泳教室もある。スーパーでの買い物、クリーニングの受け取り、夫の会社関係の贈答品など、いくらでも用事がある。さらに、月に一回は、夫の両親のもとに、子供たちを連れていく。

「それがマンションを買っていただく条件だったんです。その日は、主人も会社から実家に帰るんです。主人が帰るまで、夫の両親とお話ししてすごして……。義母が用意した夕食を主人がすませたあと、眠ってしまった子供たちをそーっと抱き上げて、帰ってくるんですよ」

ミキコさん自身の趣味はなにかと聞いてみたら、「英語です」と即座にかえってきた。しかし、子供たちのおさらいにつきあうぐらいだという。友だちと会うのは「大学のお友だちと、一年に一回ぐらい、お食事会をしています。メールもときどき」だ。実家は都内だが「両親も忙しいし、妹がすぐ近くに住んでいますから。行くのは特別なときだけですね」という。彼女は、夫と子供たちのために、ほとんどの時間を使っているのだ。

「私は妻で、母親ですから。主人と子供がニコニコしていれば幸せなんですよ」

## 夫にかくれてチェーンスモーキング

ゆったりとほほえむミキコさんは、まるで「セックスレスだけど、問題はない。私はこんなに幸せ」と言いたそうだ。しかし、彼女の右手には、火のついたタバコがある。灰皿には、吸いがらがいっぱい。一時間で九本も吸った。

「いつも吸うわけじゃありません。買い物の途中とか、英会話教室が終わるのを待ってるときに、まとめて吸っておくんです。主人には秘密にしてます。タバコを吸うときのお洋服はこれとこれって決めてます。今日のは、クリーニングに出す予定なんですよ。主人は、自分が吸うから、においに気づかないんじゃないかしら」

ミキコさんの夫の気持ちを想像してみる。会社では一定の評価を受け、快適な家に帰れば、美しい妻と、しつけのいい子供たちが待っている。妻と自分の両親との間柄も良好だ。「自分は勝ち組だ」と、実感しているかもしれない。

しかし、ミキコさんはどうだろう。私という他人が目の前にいるのに、それを無視して、子供に「クランベリージュースはね……」と話しつづける彼女の姿からは、子供という存在に依存しているのが伝わってくる。夫にかくれてのチェーンスモーキングは、まさにニコチン依存症だ。タバコの煙をフーッと吐くときの彼女は、「幸せ」を実感できるのだろうか。

今、ミキコさんについてふりかえってみると、彼女の「豊かな生活」が、意外にもろいことに気づく。夫の会社がどうかなったら、あるいは夫がほかの女性とやり直したいと思ったら。ミキコさんが夫を愛せなくなったら、夫の両親とうまくいかなくなったら。もしも彼女がお酒や買い物に依存すれば、生活はじきに破綻する。

さらに想像を広げるなら、成長した子供が「ママのタバコ」をパパに告げ口したら？　幼稚園で、子供が「ラズベリーはね」なんて母の真似をして生意気な口をきき、周囲から浮き上がってしまったら、彼女は対処できるのだろうか。

「一流商社」や「海外勤務」という言葉が、無条件にかがやきをはなっていた時代は終わった。もしかしたら、ミキコさんは、現在の生活の裏にひそむリスクを見ないようにして、否認しているのかもしれない。

取材の途中で、彼女に、ほしいものはあるかとたずねたら、しばらく考えてから「夫婦の会話」とつぶやいたのを思い出した。

# Ⅵ　依存しないで生きるために

## 悪循環する依存

### パチンコにのめりこむ二〇歳の次女

あるボランティアグループのミーティングに、取材のため初めて参加したときのことだ。私を紹介してくれた人が、「エリノさんは、こういう人なんだよ」と、私が女性誌のインタビューで、依存症について語っている記事を、そこにいあわせた一〇人ほどのメンバーに回覧した。

ミーティングの会場は、夜にはお酒も出す小さな喫茶店だ。土曜日の五時に集まり、はじめはコーヒーや紅茶で会議をすすめ、七時ごろからはお酒や料理をたのむのが、いつものパターンだという。その日も、資金集めのバザー企画の詰めが終ると、「じゃあ、そろそろ……」と場がなごみはじめた。

メモを整理していた私に、まっさきに近づいてきたのが、ユキさんだった。

「パチンコのやりすぎも、依存症なんですよね?」

彼女は四七歳の専業主婦。シルクのショールをふわりと羽織り、タイトのロングスカートに、落ち着いたデザインのパンプス、赤っぽいルージュを紅筆を使ってカッチリ載せた唇、きれいなウェーブのかかったセミロングヘア。小ぎれいで保守的な奥様風ファッションだ。ほかのメンバーは、同じ主婦でも、ノーメークにショートカット、ジーパンの、いかにもエコロジー派のそっけない服装だったり、男性ならば会社員とはいえヒゲをたくわえた個性的な風貌だったりする。

彼女が異質なのは、リッチそうな外見だけではない。その日、私は、集合時間より三〇分早くその喫茶店に着いた。私の次に現れたのがユキさんだったのだが、まだ彼女をメンバーとは知らない私は、つい、顔をあげて「どんな人かな」と観察してしまった。なぜなら、まだ夕方の喫茶店に、一人で席についた彼女は「焼酎のカルピス割り」をオーダーしたからだ。外見と飲み物がそぐわないのに驚いた。やがて彼女が参加者だとわかると、「お酒は七時からと聞いていたのに……」と不審に思った。

ミーティングの間、ユキさんは「同じものを」と、二回、おかわりした。とくに積極的に発言するでもなく、たまにメモをとるほかは、ぼんやりしている。酔っているようには見えない。私に話しかけてきたときは、会の名前でキープしている泡盛の一升びんから、たっぷり注いだオンザロックのグラスを手にしていた。目がトロリとしているが、口調はしっかりしていた。

私は「ギャンブル依存症のことですか？」と聞き返しながら、ユキさんがパチンコにのめりこんでいるのかなと思った。しかし、そうではなかった。

「私には娘が二人いるんだけど、二〇歳の次女が、パチンコばっかりしているの」

ユキさんの家は、都下西部の市内にある。夫と娘二人の家族で暮らしてきた。高校時代に不登校、摂食障害を起こしたが回復し、今や大学院生となった長女が結婚することになり、庭をつぶして新居を建てている。次女は、それをきっかけに、半年前から一人暮らしを始めた。家から一駅はなれた場所にあるワンルームマンションだ。ところが家賃を三ヵ月ぶんも滞納しているという連絡が大家さんから来た。

次女を問いつめると「パチンコで使ってしまった」と答えたという。ここ一ヵ月ほど、ほぼ毎日様子を見にいっているが、いつもいない。アルバイトしていた書店で聞くと、「とっくに辞めた」という。ユキさんは生まれて初めて、パチンコ屋に入り、さがしてみたら、台にへばりついている次女を見つけた。ショックで息が止まりそうになった。長女も「開店前のパチンコ屋に、並んでいるのを見た」という。

生活にも困っているらしく、部屋の冷蔵庫はいつもからっぽ。「新しいパソコンを買いたい」というので二〇万円渡したが、買い替えた様子はない。電話が止められていたこともある。夫のパソコンに、メールで「お金がない」と送ってきたので、しかたなく、ふりこんだこともある。計算してみると、この三ヵ月で、臨時のお金を四〇万円ほど渡している。

「次女は、パチンコなんかに熱中するタイプじゃないんです。病気じゃないかと思うの。専門家に治してもらったほうがいいかと迷ってるんだけど……」

## 母親の「甘やかし」

ユキさんが、次女を心配しているのはよくわかった。でも、次女の状況が、今ひとつ飲み込めない。職業は？　アルバイトを辞めたのなら、生活費は？　ほぼ毎日様子を見にいっているのなら、次女と直に話しあえばいいのでは？　そうした疑問をぶつけてみると、ユキさんの、おそるべき「甘やかし」がわかってきた。

「次女は高三のとき、志望がしぼりきれず、大学受験をしませんでした。卒業後は予備校にすすんだが、雰囲気が合わないといって半年でやめました。翌年も、気持ちの整理がつかなくて、受験を断念したんです」

ユキさんは、次女に「大学にいくべきかどうかもふくめ、じっくり考えなさい」とアドバイスした。次女はアルバイトしながら、家で勉強したり、広島にあるユキさんと夫の実家に滞在したりして過ごしているという。私が「つまりフリーターですか」と聞くと、ユキさんは、顔をしかめて首をふった。

「ううん、そういうのとはちがうんです。将来をどうするか、考えてるところ。古い言葉でいうと、モラトリアム人間かな……」

一人暮らしを始めたのも、ユキさんの発案だ。長女の夫は「ごくふつうの会社員」で、明るく人なつっこいタイプ。長女が留守のときでも、遊びにきて晩ごはんを食べていったりする。自室にこもって本を読み、パソコンをいじるのが好きな次女とは、あまり交流がない。軒を接して新築した、長女の家庭が落ちつくまで、心の準備をする時間を次女には与えてあげよう、そして一人になって将来を考えてほしい……と思ったのだという。

引っ越しにかかるお金は、すべてユキさんが出した。こまごまとした日用品は「もう大人なんだから、自分でそろえなさい」と、一〇万円を渡した。生活費として、毎月一五万円を次女の口座にふりこむ。七万五〇〇〇円の家賃はそこから払うが、水道光熱費は、ユキさんの口座から引き落としている。「新聞ぐらいは読まないと、世間から遅れるから」と新聞もとってやり、その代金もユキさんの口座から落とす。もっともユキさんの口座のお金の出所は、会社の役員をしている夫の稼ぎだ。

それでいて、「一人で考える時間を邪魔しては悪いから」と、公式には次女の住まいを訪ねていない。なのに、冷蔵庫の中身まで知っているのは、「滞納した家賃を不動産会社に払いにいったとき、合鍵を借りてキーを作った」という。なんと、次女の留守中に勝手にあがりこみ、部屋を点検しているのだという。

私は、思わずユキさんの顔をじっと見つめてしまった。自分のコップに、三〇度もある泡盛をまたついでいた彼女は、私の視線に気づくと、照れたような笑みを浮かべた。

「私は主婦だし、あんまり遅くなれないの。だから早く飲みはじめて、早く終わりにして、早く帰ることにしているの」

私は次女に対する姿勢にびっくりしたのに、ユキさんは、お酒の量に注目されたと思ったのだった。たしかに、次女が本当に心配たら、こんなところでお酒など飲んでいないで、次女のもとに行けばいい。私は「お嬢さんに対して、ずいぶん神経をつかってらっしゃるんですね」と言ってみた。するとユキさんは「ええ。あの子は、すごくかわいそうな子だから」という。

長女は、私立の女子中学から、エスカレーター式に女子高校へすすんでいる。しかし次女は、公立の中学と高校だ。

「次女には、今からでも大学に進んで、きちんと就職してほしい。でも、次女がそういうコースをたどれなかったのは、長女に手がかかったせいで、じゅうぶん世話をしてあげられなかった私のせいもある」

**四年制大学に進めなかった不満**

話を頭の中で整理している私に、ユキさんは、口調を変えて急に聞いた。

「マスコミのお仕事されてるぐらいだから、エリノさんは四年制の大学を出てらっしゃるんでしょ？」

私がうなずくと、不満そうに「私も妹も短大なのよ」という。ユキさんの父は古風なタイプで「女は短大でいい」という考えだった。ユキさんは高校の成績もよく、四年制を希望したが、父に押し切られた。母は、ユキさんと二人きりのときは「好きにさせてあげたい」と言っていたが、父には逆らえなかった。ユキさんの妹は、中学のころから「英語で身を立てたい」と言っていたのに、やはり「姉が短大なんだから、妹もそうすべきだ」と強制されたという。妹は、短大を卒業したあと、働きながらビジネス英語の専門学校に通い、半年間の語学留学をへて、現在の会社に転職したそうだ。

四年制大学にすすめなかったことを、今も不満に思っているらしいユキさんは、しかし、両親のすすめにしたがって、短大を卒業すると同時に結婚した。同じく広島出身で、京都の大学に進学し、東京で就職した男性だ。今の家は、夫と自分の実家が、半分ずつお金を出して買ってくれた。その点では対等だが、学歴には差がある。夫の妹やいとこの女性たちは、みんな四大卒で、今も引け目を感じているという。

「広島にいる姑は口うるさい。うちの両親も保守的で頭がかたく、気が合わない。私には兄弟がなく、妹はシングルだから、両親の老後は私の肩にかかってくるだろう。夫は仕事ばっかりで、家庭をかえりみないし……」

話がひと区切りついたのは、八時すぎだった。ユキさんはしきりにあくびをして、眠そうだ。目がどんよりして、動作もにぶくなっている。私がトイレに立ち、今の話をメモしてからもどってみると、ユキさんは椅子に大の字になって眠っていた。紅のはげた唇が開き、せつかくの奥様風ファッションが台無しだ。代表者の男性がタクシーを呼び、彼女をゆすり起こして帰らせた。私も店の外に出て見送ったが、シートにくずれ落ちるようにすわった彼女は、うつむいてすぐ眠ってしまった。代表者が、慣れた様子で、タクシーの運転手に行き先を告げた。

## 母親に問題がある

彼女が帰ると、残っていた数人が、私に向かって「びっくりしたでしょう」「あなた一人に相手をさせちゃって、ごめんなさい」などと、口々に言う。ユキさんは、そのグループでも、持て余すメンバーになっているようだった。

「ミーティングのときから、お酒を飲むのはどうかと思うよ。だまって飲んでるだけだから、まあいいけど……。バザーには、ブランド品のタオルとか、シーツなど、高価なものを出してくれるし、自分もいろいろ買い物してくれるから、資金的にはありがたいんですが」

「ユキさんは、無農薬野菜の共同購入のネットワークでこのグループと知り合い、一年ほど前から来ているんです。家族のために、安全な食べ物を手にいれたいと話していた。それでいて、出世とは縁のない私たちを、内心ではバカにしていると思う。バカにしてるから、家が広いとか、夫がエラいとか、気軽にぺらぺらしゃべるんじゃないかな。自慢にしか聞こえない」

「みんなの同情をひきたくて『私は不幸』と言っているのじゃないかしら。悲劇のヒロイン気取りみたい」

お酒については、こんな行動をとっているという話も出た。

「缶入りのカクテルを、ジュースの入っていたペットボトルに、移しかえていたことがある。家で飲みたくなったときにそなえているんだという。家では『お酒は苦手』ということになっているから、空き缶や空き瓶が出るのは困る。これならジュースに見えるから、もし夫に見られても安心。夫は甘い飲み物は絶対に飲まないから、うっかりあけられる心配もないと言っていた」

「酔うと記憶を失って、どうやって帰ったかわからない、といつも言う。そのくせ、結局は酔いつぶれてしまう」

次女を「心配でたまらない」というユキさん。しかし、ボランティアグループでは、ユキさん自身に「問題がある」と見られている。複雑なこの家族を、どうとらえればいいのか。ユキさんが、もし本当に「専門家に次女を治してもらおう」と精神科をたずねたら、どうなるのか。吉永陽子医師に聞いてみることにしよう。

## 「いい妻・いい母」を演じる

吉永医師に、ユキさんのケースを話してみたら、こんな言葉が返ってきた。

「次女を変えよう、（専門家に）変えてもらおうとするより、まずユキさん自身が変わらなければダメです」

ユキさんは、パチンコを次女の抱えている問題としているが、次女は別に困っていないと、吉永医師は指摘する。パチンコ代や生活費は、母からもらうことができる。次女が「治りたい、この状態から抜け出したい」と思うようになるためには、「ユキさんがパチンコ代を渡さなければいい。簡単なことだが、ユキさんにそれができるかどうか……」だという。

このケースの背後には、ユキさんと親との問題があるのではと推察する。

「ユキさんの親は、ユキさんに対して支配的で、自分の思うとおりになる『いい子』に育てようとしたのでしょう。ユキさんは、親の思いどおりに育てられることに反発しながらも、一度も就職せず、見合い結婚して、自分の父と似たタイプの男性を選んだ。結婚すると、夫にすがらないと生きていけない環境を自ら作ったがため、親の押しつける『いい子』をやめる機会が持てなかった。ユキさんは今も、親にうらみを持っているが、親への怒りを抑圧し、親にほめられるような『いい子』でありつづけようとしているんです」

家族のためにと無農薬野菜を購入し、ボランティア活動をするなどの行動にも、「いい子になろうとしている」ことが感じられ、自分が不幸だという話をくり返すのは、人に認められたい、注目されたいという意識が強いからではないかという。

なぜ、怒りを抑圧して「いい子」でいようとしているのか。

「支配的な親のもとで『いい子でなくてはいけない』とプレッシャーを与えられ続けたため、怒りという、生の感情をストレートに出すのをこわがっているのです。自分がもし、怒りを表現して『いい子』でなくなったら、かつては親に、そして現在は夫に、受け入れてもらえなくなると思っているのではないでしょうか」

ユキさんのお酒の飲み方は、お酒が切れると手のふるえや冷汗が出る身体依存や、どうしても手に入れようとする精神依存がないから、アルコール依存症とは診断されないが、自力で帰れず、記憶も失っているのは、病的酩酊であり、飲酒による問題行動だという。その状態は「すでにお酒に飲まれはじめている。依存症予備軍と言える」。

こうした分析を聞いていると「ユキさんはさびしい人だなあ」としみじみ思う。自分に自信がなく、心配ごとやコンプレックスは心の底に押し隠している。家族や親戚の前ではお酒もがまんして、「いい妻・いい母」を演じている。それでいて、次女はパチンコに走り、ユキさんの「私はいい子」の自画像にゆさぶりをかける。家族や親戚の目の届かない場で「私は不幸」とつぶやきながらお酒を飲み、つかのまの解放感をおぼえる。

しかし、次女が、ユキさんの思惑とはまったくはずれていったのは、ユキさん自身が原因かもしれない。

「ユキさんは、怒りをおさえこむために、エネルギーを使い果たしてしまっています。だから、自分が親にやられたことを、そのまま子供にやっていることに気づかないのです。別の言い方をすれば、自分の子供たちを使って、親に復讐しているようなものです」

吉永医師は「治療の現場ではよくあることだが」と前置きして、こんなケースも紹介してくれた。

「子供が依存症になり、それまでコミュニケーションのなかった夫婦が、子供を治そうと一致団結するために、夫婦の関係がよくなる場合があります。子供には、自分のために両親が仲よく協力しあってくれるのがうれしい。しかし、きっかけが『子供の病気』だとすると、子供は『自分が治ったら、夫婦の間がまた悪くなってしまうかもしれない』と気になります。それが子供に『治らないほうがいい』理由を与えてしまうこともあるのです」

ユキさんのケースでは「子供のために」と自分を犠牲にする母が立派すぎて、子供たちにとってもプレッシャーになっている。

「ユキさんの子供たちは、親が思うとおりの『いい子』でいなければならないから、とてもたいへん。次女は、そのたいへんさに疲れたのでしょう」

## ほめてプレッシャーを取り除く

では、ユキさんが、吉永医師のもとをおとずれたら、どう対処するだろうか。

「ユキさんは、まだ、本当には困っていません。次女の生活をささえ、長女に家を建ててやるお金があり、本人の飲酒もまだセーブできています。もし、彼女が専門家の治療を受けたいと思い、受診したとしても、それは『治りたい』というよりも、注目を浴びたい、同情されたいという気持ちからでしょう」

そう前置きした上で「とはいえ、決して楽観できる状況ではありません」ともいう。

「最悪のシナリオを描いてみましょうか。……ユキさんが、このまま次女に手をかけすぎると、長女は母に『見捨てられた』という思いから、摂食障害がぶり返す。長女は、体重が四〇キロを切り、健康を害してやむなく入院する。すると次女が母の関心を求めてギャンブルに走るが、ユキさんは適切な対処ができない。夫がそんな家庭を見捨てるか、あるいは夫がリストラされるかすれば、お金に困るようになる。ユキさん自身、更年期にさしかかり、大量のアルコール摂取の後遺症もあって、うつ病におちいり『一家心中しましょう』という結末に至るかもしれません」

では「明るいシナリオ」を描くためには、どうしたらいいのだろう。

「ユキさんは、自分がいい子でいるために、長女と次女も『いい子でなくてはならない』と思い、娘たちをいい子に育てるためには『自分がいなくてはダメ』と思い込んでいます。治療するとしたら、遠回りだが、ユキさんに自信をとりもどしてもらい、『いい子でなくてはならない』というプレッシャーからのがれるのをめざすことです」

具体的には「まずは、ユキさんをほめる。今までの苦労を認めてあげて、母としての自信をとりもどしてもらう」ことである。